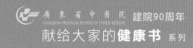

不觅仙方觅睡方，

一觉熟睡百病消。

Sleep

高效睡眠

让睡好觉成为简单的事

主编｜李 艳

人民卫生出版社
·北 京·

图书在版编目（CIP）数据

高效睡眠 ：让睡好觉成为简单的事 / 李艳主编 . —— 北京 ： 人民卫生出版社，2025. 2. —— ISBN 978-7-117 -37533-7

Ⅰ. R749.7

中国国家版本馆 CIP 数据核字第 2025MC1047 号

人卫智网	www.ipmph.com	医学教育、学术、考试、健康，
		购书智慧智能综合服务平台
人卫官网	www.pmph.com	人卫官方资讯发布平台

高效睡眠：让睡好觉成为简单的事
Gaoxiao Shuimian：Rang Shuihao Jiao Chengwei Jiandan de Shi

主　　编：李　艳
出版发行：人民卫生出版社（中继线 010-59780011）
地　　址：北京市朝阳区潘家园南里 19 号
邮　　编：100021
E - mail： pmph @ pmph.com
购书热线：010-59787592　010-59787584　010-65264830
印　　刷：北京瑞禾彩色印刷有限公司
经　　销：新华书店
开　　本：889 × 1194　1/32　印张：10
字　　数：225 千字
版　　次：2025 年 2 月第 1 版
印　　次：2025 年 3 月第 1 次印刷
标准书号：ISBN 978-7-117-37533-7
定　　价：69.80 元

打击盗版举报电话：010-59787491　E-mail： WQ @ pmph.com
质量问题联系电话：010-59787234　E-mail： zhiliang @ pmph.com
数字融合服务电话：4001118166　E-mail： zengzhi @ pmph.com

高效睡眠：
让睡好觉成为简单的事

主　编　李　艳

副主编　谢晓燕　杨玲玲

编　者　（按姓氏笔画排序）

　　　　方泽南　付晓露　麦嘉泳

　　　　李昀熹　张　卓　周　晨

总序

2023年是广东省中医院建院90周年。作为中国近代史上历史最为悠久的中医医院，广东省中医院自1933年建院初期，就以振兴、发展中医药事业和为人民群众提供优质的中医药健康服务为己任，一代代广东省中医院人赓续"上医医国，先觉觉民"的红色血脉，砥砺奋进，勇毅前行。

90年筚路蓝缕，90年初心弥坚。长期以来，我们始终高度重视中医药文化弘扬和健康科普传播工作，以人民群众健康需求为导向，充分发挥名院、名科、名医、名药等优势资源，不断创新载体，注重医媒融合，为人民群众生命健康全周期保驾护航，为健康中国建设贡献力量！

值此医院90华诞之际，在上级主管部门的指导下，在人民卫生出版社的大力支持下，我们组织编写这套"献给大家的健康书系列"，作为送给大家的一份特殊的礼物。

这套丛书由医院呼吸科、妇科、脾胃病科、治未病中心、骨伤科、耳鼻喉头颈科、心理睡眠科及脑病科等多个国家级重点专科的团队精耕细作而成，联袂为大家奉上一套健康大餐。在这里，您可以学习国医大师邓铁涛老先生的百岁养生法，可以了解厨房里的膳食养生智慧，还可以了解什么是"正确"的呼吸、如何保护我们"脆弱"的颈椎、怎样睡得更好……希望这套丛书能够成为您健康的"加油站"。

史俫蕃　张世馥

2023年9月

前言

古诗云："不觅仙方觅睡方，一觉熟睡百病消。"睡眠不仅是人体重要的生理过程，也是维持心身健康的必要前提。在睡眠中，人体可清理代谢产物、调节生理功能及强化记忆。

然而，随着社会经济的发展，人们的工作、学习压力不断增大，加之夜间过度使用电子产品，"睡个好觉"已成为当代年轻人的奢望。《健康睡眠新时代——2023中国健康睡眠白皮书》中的数据显示，76.5%的受调查者存在失眠问题，中重度失眠者占31.8%。

长期睡眠不足会增加罹患心脏病、糖尿病和肥胖的风险，甚至会缩短人的预期寿命。睡眠质量差也会导致认知功能下降和情绪异常，增加罹患抑郁症和焦虑症的可能性。近年来，失眠呈低龄化趋势，中国睡眠研究会近期发布的《2019中国青少年儿童睡眠指数白皮书》指出，6～17周岁的儿童青少年，睡眠不足8小时者占比达62.9%。睡眠不足对青少年心身健康可造成明显不良影响。

那么，我们如何才能获得良好的睡眠呢？

中医药是中华民族的文化瑰宝，强调生命健康与自然和谐统一的关系，重视人体气血功能的整体协调对睡眠养护的价值，具有一系列关于睡眠的理论和提升睡眠质量的妙招与良方。

本书围绕睡眠常识，介绍具有中医特色的提高睡眠质量的方法，助力广大百姓关注身心健康、提高睡眠质量、预防疾病。愿本书的读者朋友们都能高效睡眠，让"睡好觉"成为简单的事！

（李艳）

2025年1月

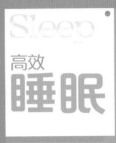

让睡好觉成为简单的事

目 录

第一章
走近睡眠　1

第二章
了解失眠 29

第三章
梦里梦外知多少　　77

第四章
睡眠质量的评估及管理原则 97

第五章
睡眠的节律密码 109

第六章
好睡眠"养"出来 129

第七章
好睡眠"吃"出来 145

第十章
睡眠与心身疾病　209

第十一章
精神心理疾病与失眠　223

第十二章
与失眠相关的心理因素及调适方法　233

第十三章
失眠的中医疗法　251

第十四章
影响睡眠的药物及使用注意事项 279

附录 291

1

第一章

走近睡眠

睡眠就像是

人体的加油站,

对保持健康有

无可替代的重要价值。

睡眠的真相

　　一夜好觉对身心健康大有裨益。尽管我们每天睡觉，但许多人对睡眠的真相知之甚少，以致失眠时会采取不利于睡眠恢复的措施。因此，了解与睡眠相关的知识是保障睡眠的基础。

　　那么，睡眠到底有什么作用？简单地说，睡眠是由人体的生理规律和调节机制组成的复杂生理活动。

　　睡眠的生理规律揭示了睡眠存在不同阶段，每个阶段都有各自的特点与功能。人在睡眠过程中，全身系统如神经系统、内分泌系统、免疫系统、循环系统、呼吸系统等，都处于一种不同于清醒时的活动状态。**保持良好而充足的睡眠，才能让身体在睡眠中储存能量，促进新陈代谢，提高免疫力，保证次日精力充沛。**

　　睡眠的调控机制是保障睡眠能够相对准时的复杂机制，其中最广为人知的调节因子是褪黑素。但光线、温度、饮食习惯和体育锻炼等都是影响睡眠的重要因素。如何高效利用上述条件保障睡眠，我们将在后续章节中逐步展开讲述。

　　下面，就让我们一起"走近睡眠"。

我们为什么需要睡眠

人不睡觉可以吗？答案是否定的，睡眠对机体具有无可替代的价值。目前认为，**睡眠可促进儿童青少年的生长发育，还可以保存能量、增加代谢产物排出、增强免疫力和巩固记忆。**

睡眠对尚处于生长发育过程中的婴幼儿、儿童和青少年尤为重要。生长激素在人体生长发育中起着关键作用，能促进骨骼、内脏和全身生长，促进蛋白质合成，影响脂肪和矿物质代谢，其主要在上半夜睡眠期间分泌，约在入睡后至 01:00 达到分泌高峰。因此，保证睡眠是促进生长发育的关键。

在睡眠状态下，人体完成机体修复、能量存储以保障次日充沛的体力。睡眠期间，机体增加糖原储备，加快新生细胞生成。而大脑在睡眠中能加速内部清扫（即淋巴系统的运作），将日间积累的代谢产物（如乳酸、β- 淀粉样蛋白、τ 蛋白等物质）更快清除。与此同时，机体在睡眠期间调节免疫功能，从而降低体内炎症水平，减少患心血管疾病、肿瘤、自身免疫病和神经退行性疾病的风险。

另外，大脑在睡眠期间还进行着与情绪、记忆、学习相关的活动。在睡眠状态下，大脑可以修复与情绪相关的脑区功能及脑区间的神经通路连接，从而稳定次日的情绪，同时也能将短期记忆传输到长期记忆存储的位置进一步增强记忆。

可见，睡眠就像是人体的加油站，对保持健康有无可替代的重要价值。

睡眠有深浅

人们口中常说的"深睡眠与浅睡眠"属于睡眠分期的相关知识，大家了解这些知识能进一步认识为何要求作息规律，保障上半夜的睡眠。

大体来说，睡眠可分为两大部分，即快速眼动睡眠（rapid eye movement sleep，REM sleep）与非快速眼动睡眠（non-rapid eye movement sleep，NREM sleep）。非快速眼动睡眠被更具体地划分为 N1、N2、N3 期，人们俗称的"深睡眠"通常指 N3 期睡眠，这一时期睡眠的主要作用是促进生长、消除疲劳和恢复体力。

快速眼动睡眠，因在此睡眠阶段眼球会发生快速转动而被命名。这一时期是"梦"产生的重要阶段，此阶段在脑电图上也表现为类似清醒的脑电波。快速眼动睡眠目前被认为与学习、记忆巩固等生理功能有关。

对于一位健康成年人而言，由 REM-NREM 构成一个睡眠周期。在整夜的睡眠过程中，有 4~5 个睡眠周期，每个为 90~110 分钟，尤其需要注意的是，在上半夜，以 NREM 睡眠为主，而 REM 在下半夜占比高（图 1-1）。换言之，**深睡眠主要分布在上半夜的睡眠中，因此，睡前过度使用电子产品或过多从事与睡眠无关的事项会推迟入睡时间，可能错失深睡眠对机体的修复。**

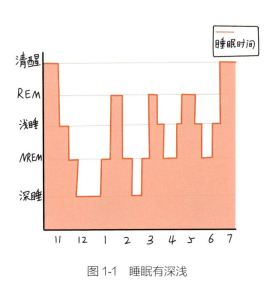

图 1-1　睡眠有深浅

　　因此，养成相对规律的生活作息习惯，是保障良好睡眠的基础。

睡眠时人体会发生哪些变化

在睡眠状态下，机体各系统的功能状态会发生显著变化，这种变化与睡眠周期密切相关。

当人们初步进入安静的睡眠状态，副交感神经（自主神经的一部分，其作用主要为维持安静时的生理需要）的活性提高，促进睡眠的神经递质如 5- 羟色胺（5-hydroxytryptamine，5-HT）、γ - 氨基丁酸（γ-aminobutyric acid，GABA）分泌增加，生长激素（growth hormone，GH）、促甲状腺激素（thyroid-stimulating hormone，TSH）、催乳素（prolactin，PRL）等内分泌激素分泌增加，此时人体肌肉松弛、体温下降、肾脏灌注减少、呼吸减缓、心率下降，人体呈现放松状态，以修复、存储能量为特点，休养生息。

而当进入快速眼动睡眠时，交感神经系统（自主神经的一部分，当机体处于紧张活动状态时，交感神经活动起主要作用）活跃程度逐渐提高，此时儿茶酚胺、乙酰胆碱、组胺等促觉醒的物质分泌增加，心率过速与过缓交替出现、呼吸频率不稳定、大脑血流增加、性器官充血。此阶段大脑还呈现独特的活动状态，表现为生动形象的梦境。

总体来说，人在睡眠状态下，兴奋与抑制协调转化，各项生理活动有序进行，以修复机体、促进发育、稳定情绪、调节免疫和增强记忆力。

昼夜节律是怎么回事

在日常生活中，日出而作，日落而息，是一种自然规律。无论动物还是植物，都有一种内在的生物钟在指引着它们的行为和生活方式。这就是我们所说的昼夜节律，它是指生命活动以 24 小时左右为周期的变动，也被称为近日节律。这种节律控制着许多生物的生理和行为，包括但不限于生物体的新陈代谢、激素分泌、活动和睡眠等。这些周期是生物体为适应自然环境而进化出来的，特别是对于光照和黑暗的交替反应。

人体中存在以 *CLOCK*、*BMAL*$_1$、*PER*、*CRY* 等核心基因节律性表达构成的昼夜节律系统，使各项生理功能（如体温、血压、脉搏、肾上腺激素等）存在昼夜差异。

然而，**现代医学发现人体内源性昼夜节律并非准确的 24 小时，因此人体需要光线作为人体昼夜节律的"校准器"。** 那昼夜节律系统是如何影响睡眠的呢？白天的光照会引导体内生物钟发送警觉性信号，帮助人体保持清醒和活跃。夜幕降临时，生物钟会启动褪黑素（一种促进睡眠的激素）的产生，然后不断传输信号，帮助人体保持整晚的良好睡眠。昼夜节律使人体的清醒和睡眠与白天和黑夜保持一致，从而创造一个稳定的恢复性休息周期，维持人体白天的活力。

因此，规律作息，遵从自然界与人体自身的节律，是保障高质量睡眠的先决条件。

褪黑素是什么物质

　　褪黑素到底是什么？它与睡眠有什么关系呢？褪黑素主要是由哺乳动物大脑中的松果体产生的一种胺类激素。

　　人体的褪黑素具有独特的夜高昼低的合成与分泌节律，这种生理性节律受光周期控制，由于褪黑素午夜分泌最多，亦称为"暗激素"，它在调节昼夜节律（如睡眠 - 觉醒）方面起着重要的作用。

　　褪黑素水平在傍晚后开始上升，从大脑中分泌并释放入血液，大脑及身体收到开始睡觉的信号，进入睡眠状态。人进入睡眠后，褪黑素在 04：00 达到峰值，并在之后逐渐降低，人体苏醒。

　　因此，褪黑素在光和生物钟之间发挥中介作用，将体内的生物钟调整到与环境周期同步，即具有调节睡眠与觉醒周期、改善时差 [变化] 综合征的作用。外源性给予褪黑素可重新调定人体的许多生理、生化过程。实验发现，给猫、鸡、小鼠注射褪黑素均可诱导其睡眠的发生。人体试验也发现静脉注射适量褪黑素可使人入睡潜伏期明显缩短，发挥显著但短效的催眠作用。

　　正因为其主要作用为调整昼夜节律，**因此额外补充褪黑素主要适用于两类人群，一类是跨国旅行或轮班工作需调整昼夜节律、缓解时差反应者；一类是内源性褪黑素分泌不足的人群。**

为什么光照会影响睡眠

    光照是影响昼夜节律变化的直接因素，人体的昼夜节律紧密跟随日出和日落的动态变化。可如今受电子产品的影响，多数人早已打破了这一自然规律。提到入睡前会做的事，许多人可能会不假思索地回答——看手机。事实上，无论是用手机读书、看电视剧或听音乐，都逃不过接触屏幕光线。**接触不恰当或过强、过多的非自然光都可能造成人体昼夜节律紊乱，从而使睡眠不规律甚至失眠，继而影响健康。**

    光照对人体分泌褪黑素有直接影响，而褪黑素是引导人入睡的一种激素，褪黑素水平直接关系到人的睡眠质量，人体内褪黑素浓度越高，睡意越"浓"。

    光照刺激减弱时，人体内褪黑素分泌水平增高，反之则分泌减少。2011 年，Kesse L 等人在 *Sleep* 上发表文章指出，不同波长的光线会对褪黑素分泌水平产生不同影响，其中蓝光会延迟褪黑素分泌。电子设备屏幕发出的光线主要为蓝光，因此它会直接影响褪黑素的释放，进而影响人体对昼夜节律的感知。

    人若想保持健康的昼夜节律与睡眠质量，首先要在白天多接触室外自然光，以减少褪黑素分泌，使大脑处于清醒状态；夜间需调整不良睡前活动，尤其改掉睡前看电子产品的习惯，减少睡前看屏幕的时长，避免过多蓝光照射，促进褪黑素释放以助睡眠。

睡得好有标准吗

睡得好有标准吗？答案是肯定的。

通常，人们习惯仅通过睡眠维持时间是否达到 8 小时来判断睡眠是否充足。实际上，维持睡眠的时间长短只是判断高质量睡眠的参考指标之一，因为睡眠时长存在个体差异。2015年，J. A. Groeger 等人在 *Journal of Sleep Research* 发表研究表明，人群中约 6% 的个体睡眠时间长，超过 9 小时，被称为长睡眠者；而 5% 的个体睡眠时间短，不足 5 小时，被称为短睡眠者。对于这些个体，不能笼统地以睡眠维持时间是否达到 8 小时来评判其睡眠质量，因为只要保障这些群体个体化的睡眠时间，就能在日常生活中保持良好的精神状态，且无睡眠质量降低或白天思睡等不适症状。

因此，**高质量睡眠通常包括以下标准：入睡时间短，一般以在 30 分钟内能入睡为标准；睡眠过程中，睡眠连续，不易被外界环境影响，偶尔起夜也能在较短时间内恢复睡眠状态。最后，次日精力充沛、思维敏捷、心情愉悦。**

入睡最佳时间段

　　睡眠如此重要，那入睡有最佳时间段吗？2021年，Shahram Nikbakhtian 等人在 *European Heart Journal-Digital Health* 上发表的一项队列研究表明，22:00—23:00 入睡的人群患心血管疾病的风险最小，太早、太迟睡觉都会增加患病风险，在凌晨及更晚入睡患病风险最高，因此入睡的理想时间段应为 22:00—23:00。

　　在 23:00 前入睡，可保障上半夜深睡眠，此时间段相当于中医的"夜半"。《黄帝内经》中提到"夜半为阴陇，夜半后而为阴衰"，此时人体阴气最盛，睡眠以深睡眠为主，最能养阴，可在睡眠中恢复体能与精力。儿童青少年在此时间段入眠，能保障生长激素的正常分泌，促进生长发育。

　　然而，入睡时间段存在一定的个体差异性。少部分人，通常在中老年人群中有 1% 的个体，习惯在 22:00 前入睡，称为"百灵鸟型"。另一部分个体，在一般群体中约占 0.17%，倾向在 00:00 或之后入睡，常被称为"猫头鹰型"。因此，针对这类个体，**若原有入睡习惯能保障高质量睡眠，次日精力充沛，并不一定严格要求将自身的入睡时间调整为 22:00—23:00。**

　　另外需要指出的是，我国幅员辽阔，横跨不同时区，应结合当地昼夜规律，灵活调整入睡时间。

午睡知多少

不少人有午睡的习惯，经历上午紧张的工作／学习后，短暂的午睡能够消除疲劳、紧张和烦躁感，使人保持良好的精神状态。2021 年，Han Cai 等人在 *General Psychiatry* 上刊发的研究表明，**有规律地午睡可以保持更好的认知功能，长远来看，还可以降低阿尔茨海默病（俗称痴呆）的发病风险。**

但是不恰当的午睡方式，可能带来醒后的疲惫，因此若要发挥午睡缓解疲劳的最大功效，应注重午睡的姿势与时间。

午睡什么姿势最好呢？当然还是躺着最好。若条件有限，可以尝试倚靠着睡，且最好是背部倚靠在椅背上，腰部垫上腰垫，同时颈部带上 U 型枕。如果只能选择趴睡，最好选择较高且质地偏硬的枕头，因为它能够起到支撑头部的作用。

午睡的时间应在饭后 30 分钟后开始，因为饭后 30 分钟内胃肠还处于消化过程中。另外，午睡的时间不宜过长，最好控制在 30 分钟左右，因为午睡持续时间过长，可能使机体进入深睡眠状态，此时被唤醒后往往会伴随昏沉、不清醒的状态。

若醒来后确实存在昏沉感，可尝试少量饮水促进清醒。但不建议饮用咖啡或浓茶，以免影响当天的夜间睡眠。

做梦正常吗

梦是人体正常的生理和心理现象，是睡眠的一部分。

梦是协调人体心理世界平衡的一种方式，是潜意识中愿望的表达，对人的注意力、情绪和认知活动有较明显的调节作用。**从精神分析心理学角度看，人在现实生活中尚未或不能获得满足的欲望，可以在梦中获得心理上的满足，可调节心理平衡。**

而强制剥夺梦，会导致人体一系列生理异常，如血压、脉搏、体温均有增高的趋势，自主神经系统功能有所减弱，同时还会引发一系列不良心理反应，如出现焦虑不安、紧张、易怒、感知幻觉、记忆障碍、定向障碍等。因此，做梦不可或缺，是睡眠生理的一部分。

若梦境生动且真实，内容离奇复杂，甚至恐怖，让人产生不安、焦虑等情绪体验，并害怕再次陷入类似梦境，往往属于梦魇范畴，多见于遭受创伤后出现应激障碍的个体，如被施暴、经历家庭变故。若反复存在以上情况，建议前往专科就诊以详细评估，以免延误诊治。

人睡觉时为什么会说梦话

　　人睡觉会做梦，有些人还会在进入睡眠状态后讲话或者发出某些除鼾声之外的声音，这种情况称为梦话，也叫梦呓。有的人唱歌或哭笑，有的人可与人对答，有的人只言片语，有的人甚至满口流利的外语。尽管梦话的内容如此多，但细细梳理，往往与平时的思维方式相仿，一般都是对白天所发生的事情的陈述或看法。

　　那么，人在睡眠期间为什么会说梦话呢？这是由人类的大脑决定的。大脑是由很多的神经细胞组成的，这些神经细胞有着不同的分工，有的负责运动，有的负责言语……在梦境中，如果主管人体言语部分的脑神经细胞正处于活动中，就会指挥人说话，这就是梦话。

　　从医学的角度看，说梦话不能明确算是一种病态，但据临床经验分析，经常梦呓多见于情绪不稳定者。如果是由于压力过大、精神紧张诱发，那么建议经常说梦话的人注重休息，调节工作、生活带来的压力；如果是儿童经常说梦话，有的随着年龄的增长会慢慢好转，若没有好转则需到正规医院就诊，以免耽误病情。

睡眠姿势学问大

　　有人喜欢仰睡，有人喜欢趴睡，有人喜欢侧睡，一般而言，在每晚睡眠中，人体会翻动改变睡姿，因此，若睡眠质量佳，次日精力/体能充沛，对睡姿无须额外关注。

　　但若存在一定的睡眠困扰，或本身患有一些疾病，这部分人则需关注不同睡姿对身体的影响。

　　在各类睡姿中，一般推荐右侧卧位，因为右侧卧位可使心脏处于高位免受压迫，肝脏处于低位，血流通畅，利于新陈代谢；另外，人在右侧卧位时，胃内食物在重力作用下，自然地向十二指肠推进，可促进消化吸收，正如清代曹廷栋在《老老恒言·安寝》中指出："如食后必欲卧，宜右侧以舒脾气"。而左侧卧位更推荐有反酸症状的患者采用，因左侧卧位可以减少胃酸流入食管。

　　对于肥胖人群或存在睡眠呼吸暂停的个体，可能会因舌根后坠，导致咽部受压，阻碍呼吸，从而引起呼吸暂停，因此不推荐仰卧位。

　　对于大部分人，一般不推荐俯卧位，因为在俯卧位的姿势下，全身大部分重量会压在胸部，这会加重心脏负担，影响呼吸，长时间俯卧位容易出现胸闷不适、呼吸困难等症状。

　　综上，右侧卧位是比较推荐的睡姿。

饮食会影响睡眠吗

饮食与睡眠有密切的联系。合理的饮食习惯有助于促进良好的睡眠，而不良的饮食习惯则可能会影响睡眠质量。

首先，正常的饮食可以促进睡眠。当人体摄入足够的能量和营养素时，身体各项功能处于稳态，更容易入睡。相反，进食不足或营养失衡时，人体会感到不适，从而难以入睡。

其次，饮食不当可能会影响睡眠。一些食物如茶叶、可可、碳酸饮料和巧克力中含有刺激性物质（如咖啡因），这些物质可能会刺激中枢神经系统，增加警觉性，使人入睡变得更加困难。辛辣、高脂肪、高蛋白食物也可能引发胃部不适，进而影响睡眠。此外，饮食过饱会增加胃肠负担，影响睡眠。

饮食习惯也与睡眠质量有关。不规律的饮食习惯可能会破坏睡眠模式，干扰生物钟，影响睡眠调节。**尤其是在睡前数小时内摄入过多食物可能导致消化不良和胃酸反流，引发胃部不适，影响睡眠。**

另外，某些营养素与睡眠质量和睡眠调节有关。人缺乏维生素 B_6、镁和铁等营养素可能会导致睡眠问题；相反，摄入适量的营养素有助于改善睡眠。

最后，饮水量和尿频也与睡眠质量有关。晚上大量饮水可能导致频繁地夜间排尿，进而影响睡眠质量。

因此，人为了保持良好的睡眠，需要避免不良的饮食习惯和刺激性食物的摄入，保持规律的作息时间和饮食习惯，以及控制晚上的饮水量。在食物的种类上，人应注重膳食平衡。在保障谷类、薯类摄入的基础上，尽量多吃蔬果、奶类、全谷、大豆，适量吃鱼、禽、蛋、瘦肉，实现食物种类多样化。

科学进食还包括个性化原则，应根据自身年龄、体质特点，选择适宜的饮食。

睡眠与工作有什么关系

当下，人们对于工作和睡眠的需求似乎成为一种矛盾。我们常常感到时间不够用，无法兼顾工作和充足的睡眠。那么，工作和睡眠之间到底存在怎样的关系？如何才能更好地平衡两者呢？

2020 年，马文静在《中国神经免疫学和神经病学杂志》上发表文章指出，长期缺乏睡眠会影响大脑的认知功能、注意力、反应速度等方面，从而影响工作效率和质量。而另一方面，过度工作或工作压力过大也会导致睡眠质量下降，形成恶性循环。因此，保持良好的工作和睡眠习惯对于身体健康和工作效率都至关重要。

因此，职场人应充分认识到睡眠的重要性，合理安排工作和睡眠时间，保持充足的睡眠，以良好的工作状态提高生产力。

此外，有些从业者如医务人员、警务人员、消防员等，由于工作的需要，常常采取"轮班"的工作方式。因为这种类型从业者的工作压力大、强度高，且不能保证稳定的作息，常常更容易导致睡眠质量下降、睡眠时长缩短等。如果您现在的工作有上述特征，那么就应该养成比较有规律的睡眠习惯，尽量按时上床，不要熬夜。

运动对睡眠有影响吗

运动对睡眠的影响是复杂而多元的。在探讨这个问题时，我们首先需要了解运动和睡眠之间的密切关系。人适度运动能显著提高睡眠质量，良好的睡眠也是运动后恢复的重要一环。

首先，适度运动能够促进深度睡眠。**当我们进行运动时，身体会出现疲劳感，这样在夜晚更容易进入深度睡眠状态。深度睡眠是人体恢复精力、修复细胞和组织的关键阶段，对于维持身体健康和保持良好的心理状态具有重要意义。**

其次，运动能够调节生物钟和体温。人体的生物钟和体温调节具有一定的规律性，适度运动可以帮助人体更有效地调节生物钟和体温，从而使我们的生物节律更加规律，利于提高睡眠质量。

此外，运动还有助于缓解压力和焦虑情绪。在快节奏的现代生活中，压力和焦虑常常成为影响大家睡眠质量的因素。适量运动能够释放压力，同时产生多巴胺、内啡肽等物质，带给人愉快、安宁的情绪体验，从而提高睡眠质量。

然而，我们也需要认识到过度或过于剧烈的运动可能会对睡眠产生负面影响。**过度疲劳、肌肉酸痛等问题可能会影响睡眠质量。**因此，为了获得最佳的睡眠效果，我们应该保持适度的运动量，并在日间进行运动。

综上所述，适量运动对于提高睡眠质量具有积极的影响。通过适度运动，我们可以促进深度睡眠、调节生物钟和体温、缓解压力和焦虑情绪，从而保持良好的睡眠状态。然而，为了获得最佳的睡眠效果，我们需要注意避免过度运动和过度疲劳的问题。通过适度运动与合理休息相结合，我们可以享受到运动与睡眠带来的双重益处。

阴阳与睡眠有什么关系

　　阴阳的概念，属于中国古代哲学的范畴。阴阳的观念最初是很朴素、很直观的，来源于古人对自然现象的感受和观察。阴阳的原意是指日光的向背，山南向阳的一面，阳光充足，气候温暖，植物生长茂盛，为阳；山北背阳的一面，阴暗少光，气候寒冷，植物低矮不荣，为阴。进而把阴阳与明暗、冷暖、阴晴等联系起来，产生了许多相对应的观念，如黑夜、白昼，晦暗、明亮，阴雨、晴朗，寒冷、炎热等。这种相互维系而又相互对立的事物和现象，古人用阴阳概括。

　　阴阳是中医学理论体系的重要组成部分，渗透到中医理论的各个方面，用以说明人体的生理功能、病理变化，指导临床的诊断、治疗和预防保健。

　　而睡眠与觉醒的生理活动也涉及人体阴阳消长的变化。具体而言，**在日间，人体的阳气随自然界阳气生发而由机体脏腑相对深部转而运行于肌肤体表部位，此时阳气渐长，人起床活动；中午时分人体阳气盛于外部；黄昏则阳气渐消，夜间阳气潜藏于内，人上床休息。即阳气入于里则安眠，阳气出于表则清醒**（图1-2）。人体的这种阴阳节律无疑是客观存在的，前文所述昼夜节律即是阴阳活动的具体体现。

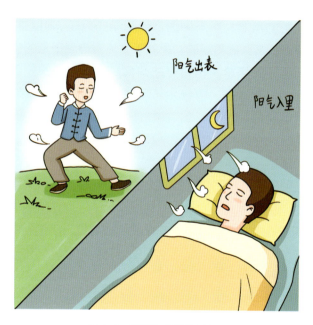

图 1-2　阴阳与睡眠的关系

因此，从广义的角度来说，阴阳和谐是高质量睡眠的保障，阴阳失调是睡眠障碍的总病机；中医治疗睡眠障碍的总原则是调和阴阳。总之，阴阳学说从中医角度解释了睡眠的生理与病理，指导人们认识睡眠、治疗失眠。

气血与睡眠的关系

　　气血是人体生命活动的物质基础和功能概括，它们参与人体构成，并滋养脏腑组织。气血运行于脏腑组织间，神即应运而生，人体产生一系列脏腑功能活动，以及动作、饮食、寤寐、思维、情志等种种表现。气血的旺盛与调和，是人体健康的基本条件之一。

　　人体的气，从其组成、分布及功能区分有多种类型，其中与睡眠最密切的莫过于营卫之气。卫气由水谷精微所化生，能"温分肉，充皮肤，肥腠理，司开阖"(《黄帝内经灵枢·本藏》)，同时，卫气循行与人体的睡眠密切相关。《黄帝内经灵枢·营卫生会》(《黄帝内经灵枢》简称《灵枢》)中记载："卫气行于阴二十五度，行于阳二十五度，分为昼夜，故气至阳而起，至阴而止。"即卫气行于体内时，人卧而眠；当卫气出于体表时，人便觉醒。故卫气循行有序，人体睡眠与觉醒便能正常。

　　卫气循行须与营气相协调，营气源于水谷精微中柔和的部分，能"化以为血，以荣四末，内注五藏六府"(《灵枢·邪客》)，是脏腑、经络活动必需的营养物质。

　　营阴与血液行脉中，卫阳行脉外以温养脏腑，内外相资，阴阳相贯，营周不休，才能保证人体睡眠的正常节律与质量。

五脏与睡眠的关系

人体是一个统一的有机整体，以脏腑为中心，精、气、血、津液为物质基础，经络为联系通道，共同完成各种生理活动。**睡眠是人体的生理活动之一，是在脏腑功能相互协调的基础上实现的，脏腑功能正常与否直接影响着人体的睡眠。**

需要说明的是，中医学中的五脏，即心、肝、脾、肺、肾，属于功能的、抽象的概念，与现代解剖学中的器官存在一定的差异。

在五脏中，心主血脉，又主神明，为君主之官，是五脏六腑之大主，精神之所舍。睡眠与人的精神情志、思维活动密切相关，精神情志的好坏直接影响睡眠活动，也就是心所主的"神"对睡眠起主导作用，故正常的睡眠有赖于心神的功能正常。

脾胃为后天之本，气血生化之源，对饮食营养的消化和吸收起重要作用。饮食中的营养精微物质由脾运化，转输于全身，以化生精、气、血、津液，为生命活动注入源源不断的能量，人体方有生生之机。睡眠活动要靠脾的运化提供能量物质。

肾为先天之本，其所藏之精为脏腑阴阳之本，生命之源。肾之元阳为生命活动的原动力，肾之元阴为人体阴液的根本。因此，肾中精气充足，是包括睡眠在内的生命活动旺盛的根本保证。

肝主疏泄和藏血。其疏泄功能可以调畅气机、促进脾胃运化及胆汁的分泌与排泄，并能调畅人的情志；其藏血功能可以安养神魂。古人认为，肝所藏之魂对调节睡眠起着重要的作用。

　　肺主气，司呼吸。肺对气的生成有重要作用，它通过呼吸运动将脾传输的水谷精微化为气，并调节全身气的运行，夜间人体睡眠深沉，有赖于肺脏对气运行的调节。

　　综上，睡眠作为重要的生理活动，在"心主神明"功能的正常发挥下，各脏功能相互协调，以保障高效睡眠。

六腑与睡眠的关系

六腑，是胆、胃、小肠、大肠、膀胱、三焦的总称。六腑共同的生理特征是受盛和传化水谷，具有通降下行的特性，其功能的正常发挥对维持睡眠具有重要作用。

六腑中与消化吸收密切相关的是胃、大肠、小肠和胆。其中脾与胃为表里脏腑，同为后天之本；胆因贮藏精汁参与对食物的消化作用；大肠主传化糟粕；小肠主受盛、化物、泌别清浊。胃、大肠、小肠和胆均参与化生气血精微，奉养五脏与心神，提供睡眠活动的物质基础。

胆在中医学还被称为中正之官，主决断，这一功能可使人对自我意识和言行有完全、准确、适度的控制力，可以调节情志，防御和消除不良精神刺激，从而保持良好的精神状态，使人睡卧安稳。

三焦是气与水的通道，气与水在五脏六腑间的升降出入需以三焦为道路。三焦作为道路与全身脏腑活动紧密相连，并由此对睡眠产生影响。

膀胱对睡眠的主要影响在于，若夜间膀胱开合不利，则使人夜尿频急，或受遗尿、尿失禁等病症困扰而起卧不定，睡眠时间减少，睡眠质量下降。

总之，睡眠有赖于脏腑功能相互协调，任何一个脏腑的功能紊乱，皆可使气血津液等物质输布失常，神魂不归，引起多种睡眠障碍。

中医如何认识睡眠的价值

中医学从阴阳、气血、脏腑等角度认识睡眠的生理与病理，构建了中医睡眠体系。因此，在中医学中，睡眠的价值也被反复强调。

首先，睡眠被看作调养身体的一种方式，在中医学中曾记载"养生之道，惟眠食为先"，也就是说，良好的睡眠和适当的饮食对养生十分重要。

在中医理论中，充足的睡眠被视为养阴益气、宁心安神的关键。尤其23:00—06:00是睡眠时间段，相当于子时至卯时。该时间段气血主要运行于胆、肝、肺、大肠经，只有当人体处于深度睡眠状态时，各个器官才能得到充分的休息和恢复，进而维持身体的平衡和健康。

另外，睡眠还是维护人体阴阳平衡的重要环节。在晚上，阴气盛行，阳气潜藏，人体应该顺应自然规律，进入深度睡眠状态。若作息规律欠佳，如过度熬夜，就会导致人体阴阳与自然界阴阳不相顺接，导致阴阳失衡，进而影响身体健康。

总之，中医认为睡眠是维持身体健康的重要因素之一。通过养成良好的睡眠习惯、调节饮食和运动等方式，人们可以保障高质量睡眠，保持身体的平衡和健康。

中医体质与睡眠

中医体质理论是指依据个体的体形、肤色、饮食喜好、心理状态等特征，将人的体质分为平和质、气虚质、阴虚质、阳虚质、痰湿质等多种类型。这一理论认为，不同的体质类型与人的生理功能、心理状态和疾病易感性密切相关。而睡眠作为人体重要的生理活动，与体质关系密切。

首先，平和质的人先天禀赋良好，后天调养得当，是以体态适中、面色红润、精力充沛、脏腑功能强健为主要特征的一种体质状态，这种体质的人一般睡眠良好，可达高质量睡眠标准。

偏颇的体质类型对睡眠质量的影响显著，例如，气虚质的人常常表现为入睡困难，睡前思虑多等症状；而阳虚质的人则易畏寒、早醒；阴虚质的人常常出现潮热、盗汗、眠浅等不适症状，影响睡眠质量；痰湿质的人则容易出现打鼾、呼吸暂停等问题，影响睡眠质量。

综上所述，中医体质理论与睡眠有密切关系。通过了解自身的体质类型，人们可以更好地调节睡眠，预防和改善睡眠问题。同时，中医的综合治疗方法和养生保健理念也为人们提供了有效的解决方案，有助于大家保持健康的生活方式。这种个体化的调理方式对于提高人们的生活质量和身心健康具有重要的意义。

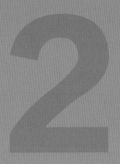

第二章

了解失眠

在睡眠专科门诊中经常有患者询问，

"我的失眠严重吗？"

实际上，

失眠应根据

严重程度、病程长短进行分类，

并应根据不同类型进行后续治疗。

当我们谈论失眠时，谈论的是什么

　　近些年来，失眠已经成为许多人谈论的话题，或讨论不适症状，或讨论应对策略。那当我们谈论失眠时，我们究竟在谈论什么呢？医学上的失眠又指的是什么呢？

　　失眠作为一种症状，早在《黄帝内经》中记录为"目不瞑""不得眠""不得卧"等。失眠症状通常包括入睡困难、早醒、睡眠片段化、睡眠质量差等。

　　西医学将失眠定义为一种疾病，称为"失眠症"。其对症状有严格的限定，如入睡时间大于 30 分钟称为入睡困难，整夜觉醒次数大于 2 次称为睡眠维持困难，比往常期望醒来的时间提前超过 30 分钟称为早醒。

　　失眠症除了有夜间睡眠异常的症状外，往往还存在一定的躯体症状，如心血管系统表现为胸闷、心悸、血压不稳定；消化系统表现为便秘、胃胀、恶心和食欲缺乏等；运动系统表现为颈肩部肌肉紧张、头痛和腰痛等。除此之外，还有精神疲惫、情绪波动、记忆力、注意力下降等。

　　更重要的是，失眠症还导致患者日间在职业、社交、家庭或学习中的表现下降。另外，**失眠症中失眠及日间功能下降症状每周出现频率应不少于 3 次**。

　　因此，只有症状及出现频率均符合标准时才是西医所定义的失眠症。在这样的背景下，有关失眠症的发病率、病因及诊治得到了进一步研究，有关知识我们将在下文中进一步介绍。

有多少人在失眠

《中国睡眠研究报告 2022》指出，自 2012 年到 2021 年，中国民众睡眠时长减少了近 1.5 小时，揭示了我国有庞大的失眠群体。《2022 中国国民健康睡眠白皮书》调研指出，中国成年人失眠发生率达 38.2%，超过 3 亿人有睡眠问题，且该数据在逐年攀升。LEBLANC M 等人于 2009 年在 sleep 上发表的研究还发现，失眠在特定人群中的发生率可能更高，如老年人、女性、有心理健康问题或患有慢性疾病的人。更值得注意的是，失眠群体在年龄上也趋于年轻化。《中国青少年儿童睡眠状况调查白皮书》指出，在中国 6~17 周岁的儿童青少年中，超 60% 的儿童青少年睡眠时间不足 8 小时。

尽管失眠原因不同，但失眠患者往往不愿意把睡眠障碍

当作一种疾病，或被视为"想太多""太娇气"而忽视问题的严重性。在失眠患者中，前往医院就诊的仅占 1/4，很多患者没有得到规范的诊断和治疗。

2023 年 3 月 21 日是第 23 个世界睡眠日，主题是"良好睡眠，健康同行"。在失眠已成为常见病、多发病的背景下，我们应提高重视程度，进一步了解失眠防治的新理念、新方法，让一晚好眠成为简单的事。

失眠如何分类

不同人的失眠存在差别吗？在睡眠专科门诊中，经常有患者询问"我的失眠严重吗？"实际上，失眠应根据严重程度、病程长短进行分类，并应根据不同类型进行后续治疗。

按严重程度分类，失眠可根据症状表现分为轻、中、重度三类。轻度失眠，主要表现为偶发失眠，对生活质量影响小；中度失眠，一般已达失眠症诊断标准，已对失眠者生活质量产生影响；重度失眠，除失眠症状外，还常伴焦虑、恐慌、易怒、疲倦等症状，情绪症状突出，日间功能受损明显，常影响社交、工作和学业。

　　按病程长短分类，**失眠可根据病程是否超过 3 个月分为短期失眠和慢性失眠**。短期失眠，一般病程小于 3 个月，其原因主要与各种心理应激事件（如亲人重病或离世）相关。慢性失眠，病程通常大于 3 个月，此类失眠病因复杂，可能与躯体或精神心理疾病存在密切联系。

　　不同类型的失眠还可能存在重叠、进展，如轻度失眠未加以重视，则易进展为中／重度失眠，病程呈现慢性演变。

　　因此，若短期失眠或轻／中度失眠，此类人群应尽早通过积极寻找原因、管理睡眠作息习惯、配合本书的自助方法进行自我调整。若失眠严重程度较高，病程较长，此类人群应尽早前往专科就诊，在医生指导下，改善心身症状。

失眠常见的原因有哪些

　　失眠是一种令人苦恼的困扰，其背后隐藏着众多原因。

　　首先最重要的也往往最容易被忽视的是身体健康状况，如甲状腺功能亢进、慢性阻塞性肺疾病、消化道溃疡、类风湿关节炎、恶性肿瘤等疾病，如同暗礁一般阻碍着人们的睡眠航道。同时，某些药物的不良反应也可能干扰人们的睡眠，如抗抑郁药可能引发头痛和失眠等症状。这些疾病和药物都可能对人体健康造成长远影响。

从精神心理层面来看，各类负面情绪如焦虑、抑郁等，或各类不良的亲密关系，如同乌云般笼罩着人们的心灵，导致神经、内分泌、免疫系统紊乱，从而引发失眠。这种心理状态不仅影响睡眠质量，还可能对个人的身心健康造成长期影响。

生活习惯同样是导致失眠的重要因素。不规律的作息、暴饮暴食、过度依赖酒精和电子产品，都可能打破人体正常的生物钟，引发失眠。此外，环境因素如噪声、光线和温度等，也对人们的睡眠有着潜移默化的影响。比如，夜深人静时，街头车辆的鸣笛声、小区的犬吠声，都可能成为让人辗转反侧的因素。

除以上原因外，在现代生活中，生活节奏日益加快，**许多人往往忽略了规律作息和良好的生活习惯。入睡时间不稳定、白天疲劳过度等问题都可能成为失眠的温床**，而时差反应也常常让人们无法适应跨越不同时区的旅行，导致失眠的发生。

综上所述，失眠的原因是复杂多样的，它可能源于身体健康状况、心理压力、生活习惯、环境因素及现代生活节奏等多个方面。因此，对于长期受失眠困扰的人们来说，全面了解自己的身体状况和心理状态，并采取合适的治疗方法至关重要。只有这样，才能有效解决失眠问题，恢复良好的睡眠质量。

失眠时人体发生了哪些变化

失眠可能导致人体发生多种变化。失眠时，机体多出现活动亢奋、代谢亢进、机体反应性增强、热量过剩等病理状态，下丘脑 - 垂体 - 肾上腺轴活动增强，白介素、肿瘤坏死因子等细胞因子分泌增加，交感神经系统活跃的状态。

在这种病理状态下，人体大脑功能、心血管、免疫系统等方面均受到不同程度的损害。

首先，长期失眠会影响大脑功能，因为睡眠阶段是大脑休息和恢复的重要时间段。如果长期缺乏良好的睡眠，大脑的正常运转会受到影响，从而影响记忆力、反应能力、注意力和思维能力。

其次，长期失眠可能影响心血管健康。失眠可能使人体内激素水平升高，如儿茶酚胺、去甲肾上腺素和肾上腺素等，这些激素水平长期升高，可能导致呼吸和心跳加快，血压升高，血管异常痉挛，不仅容易诱发心脑血管疾病，而且可能使血管脆性增加，血管内皮受损，导致血管壁变薄，甚至出现破裂或出血现象。

最后，失眠可能导致免疫功能下降。睡眠对免疫系统有重要作用，长期失眠可能降低人体对抗疾病的能力，使身体更容易受到疾病侵袭。

睡完觉不"解乏"是怎么回事

　　同样睡 8 小时，为什么有的人神采奕奕，有的人却萎靡不振？这一现象背后的原因不尽相同。

　　首先，最常见的原因是深睡眠缺乏。**23:00 至次日 03:00 被认为是进入深睡眠最好的时间段，若错过最佳时间，后续睡眠中深睡眠的时间比例明显下降，因此看起来同样睡够 8 小时，但身体并没有得到有效的休息。**另外，一些影响睡眠质量的疾病也会导致深睡眠缺乏，如睡眠呼吸暂停综合征，人因缺氧而无法顺利进入深睡眠阶段也会在醒后出现明显的疲劳感。

　　其次，可能与身体的健康状况有关，如贫血会导致身体缺氧，从而影响身体的正常功能，导致疲劳感。如果你长期感到睡觉后不"解乏"，可能与贫血有关。某些慢性疾病，如糖尿病、甲状腺疾病等，可能会影响身体的代谢和能量水平，导致疲劳感，可能也导致醒后不"解乏"。

　　另外，各类负面情绪如焦虑、抑郁等，或各类不良的亲密关系也易导致躯体疲劳。

　　如果长期感到睡醒后不"解乏"，建议你咨询医生或健康专家，明确具体原因并寻求适当的治疗或缓解方法。同时，保持健康的生活方式，包括充足的睡眠、均衡的饮食、适当的运动和放松时间，也有助于改善身体状况和提高睡眠质量。

为何不建议睡懒觉

有些人有睡懒觉的习惯，尤其在休息日，喜欢睡懒觉的人更会长时间躺在床上，因为睡懒觉的确是一件让人很舒服的事情，能够缓解工作日积累的疲劳。**偶尔睡懒觉对身体影响不大，但经常睡懒觉，不仅是一种不良习惯，而且不利于身心健康。**

那么，经常睡懒觉有什么坏处呢？

首先，睡懒觉容易破坏人体的昼夜节律。激素的分泌是有规律的，人体亦有自己固定的生物钟节奏。睡懒觉导致人体激素分泌紊乱，体内生物钟节律受到干扰，除失眠反复发作外，还可能出现痤疮增多、月经紊乱等内分泌紊乱的症状。

人经过一夜休息后，清晨时肌肉和骨关节变得较为松弛。如果醒后立即起床活动，一方面可使肌张力增加，另一方面通过活动，肌肉的血液供应增加，使肌肉组织处于活动的修复状态，同时将夜间堆积在肌肉中的代谢产物排出，利于肌纤维增粗、变韧。睡懒觉的人，因肌肉组织错过了活动的良好时机，起床后时常会感到腿软、腰骶不适、肢体无力。

若出现失眠症状，睡懒觉可能进一步加重当天的失眠症状，从而导致失眠反复出现的恶性循环，导致失眠慢性化。

因此，人晨宜早起，醒后不宜恋床，建议觉醒之后，就应穿衣整装，舒展筋骨，积极晨练。

睡不够 8 小时需要治疗吗

关于睡眠时长，我们了解最多的是"8 小时睡眠论"，即每天要睡够 8 小时才算得上是睡眠充足。

然而，2022 年的调查数据显示，中国近半数民众（47.55%）每晚平均睡眠时长不足 8 小时，对现代人来说，睡眠不足 8 小时似乎是常态，不少人为此烦恼。那睡眠不足 8 小时需要治疗吗？

实际上，睡眠时长因人而异，8 小时并不是唯一标准。

根据美国睡眠基金会等学术机构的推荐，多数成年人每天的睡眠时长需要达到 7~9 小时，8 小时只是一个均数。

此外，还有些人属于"短睡眠者"，每大只需要睡 5~6 小时就可保障次日的精神状态；而有些人则属于"长睡眠者"，每天需要睡 9 小时甚至 10 小时以上才能保证白天的精神状态。2019 年，Dashti HS 发表在 *Nature Communications* 的研究表明，这两类人群的睡眠时长可能和遗传有关，通俗地理解，睡眠时长是先天决定的。

所以，睡觉这件事就像吃饭一样，每个人的进食量不同，所需要的睡眠也不同。8 小时只是一个参考标准。

另外，在一个人的生命中，睡眠时长也随着年龄的变化而变化，从成年人到老年人，所需睡眠时长不断缩短。

所以，睡眠不足 8 小时需要治疗吗？答案是不一定。实际上睡眠时长并不是失眠的诊断标准，因此，只有符合失眠诊断标准的睡眠时长缩短才需要进一步重视并及时干预。

睡前多思虑怎么办

在心理睡眠科的诊室里，常常听到失眠患者说："我睡不着很痛苦，总是在床上翻来覆去，脑海里不由自主想起各种事情""像放电影一样"。面对这种睡前思虑多的情况，我们应该怎么办呢？

当你不断地回想过往的事情，尤其是负性事件时，要及时觉察到自己正在陷入思维反刍的状态。意识到问题往往是解决问题的第一步。

可以尝试给自己设定一个时间限制，将思考的时间限定在一定的范围内。例如，可以规定自己用 15 分钟思考问题，设定好闹钟，然后无论想到哪里、是否找到解决方案，到时间都必须停下来。这样做可以帮助你避免陷入无休止的思考循环。

也可以通过放松和冥想练习，训练自己更好地控制思维。睡前练习深慢呼吸或冥想，可以帮助你放松身心，减少焦虑和纠结，让身心归于平静。

还可以将自己的思考、疑虑或问题写下来，这样可以帮助自己把它们从头脑中转移到纸上，有助于你更清晰地整理思路，并释放一部分思维负担。

从中医角度而言，这种思虑状态往往与脾功能受损相关，关于脾气虚的体质状态，在后文中我们将进一步呈现相应的治疗方法，帮助大家摆脱睡前多思虑的苦恼。

　　有时我们很难从焦虑、反复思考中解脱出来。在这种情况下，可以寻求外部帮助，和朋友或家人交流，听取他们的建议和观点；以及寻求专业的帮助，向心理医生或心理治疗师求助，他们可以通过专业的方法帮助我们缓解情绪，走出负性思维的困境。

无法入睡怎么办

　　睡前准备已经做好，有些人躺在床上却迟迟无法入睡，建议避免过多关注时间。如果在睡觉的时候感觉自己迟迟不能入睡，许多人会习惯性地看时间，这样做很容易加剧我们的焦虑情绪，特别是当次日早上有事情需要早起的时候。**一再地关注时间，会导致越看越慌，越来越睡不着。并且现在大多数人使用手机等电子设备看时间，突然的强光会导致大脑活跃度提升，使入睡更加困难。**

　　因此，建议大家在感觉自己迟迟不能入睡时，可以主动采用以下方法，慢慢调节。

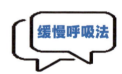

缓慢呼吸法

　　躺下后进行节奏规律的呼吸，放缓呼吸速度，这样可以舒缓身体的自主神经系统。人入睡前平躺在床上，缓慢地深呼吸 10 分钟，有助于降低心率和血压，让人体放松（图 2-1）。

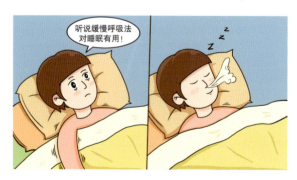

图 2-1　缓慢呼吸法

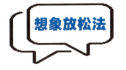
想象放松法

　　人平躺在床上，专注放松身上的每一块肌肉，将注意力依次集中在足趾、小腿、膝盖、大腿、腹部、手臂、头部等，想象放松的感觉。

　　最后，若超过 30 分钟不能入睡，就要离开房间，直到再次有睡意为止。

　　需要强调的是，以上方法应在短期、一过性失眠的人群中使用，若失眠严重程度高，则需要及时就诊，寻找失眠病因，有的放矢，采取针对性治疗，尽快恢复睡眠。

早醒该怎么办

夜间频繁醒来，往往导致失眠者辗转反侧，提前醒来且不能再入睡。

中医认为，夜间人体阳气渐消，潜藏于阴血，人进入睡眠状态，频繁醒来往往是阴血匮乏所致，相当于现代医学中交感神经亢奋的状态。

因此，人在早醒时，应避免半夜醒后玩手机、反复看时间等行为，这样容易加重复睡难度。可通过上节所述的呼吸及放松方法尝试入睡，若躺在床上超过 20 分钟仍然无法入睡，则建议起身离开卧室，直到有睡意再返回床上。当然，如果早醒时间与原定起床时间相差不远，则建议起床适当运动一下，开启新的一天。

若频繁早醒，可尝试本书后文中的中医调息疗法、中医穴位保健法，调整心态，尝试再次入睡。此外，还可尝试中医的药膳调理，如多食用益气养阴之品（百合、麦冬、山药等）。

此外，早醒还是睡眠呼吸暂停综合征、帕金森病、抑郁障碍等疾病的症状，若长期早醒，难以自行调整，则应尽早到专科门诊就诊，寻求中西医结合治疗。

如何应对多梦

关于梦，有太多问题可供讨论，即使现在科学水平有了很大的进步，梦在人们心中仍然保持着神秘的色彩。尽管脑科学家们做了很多研究，但是关于"人为什么会做梦"的问题仍然没有确切的解答。

那为什么有些人会觉得自己梦特别多呢？事实上，每个人都会做梦，有些人能记得，而有些人醒来后就忘记了。

一般而言，睡眠可分为两阶段：无梦或少梦的非快速眼动睡眠期、有梦或多梦的快速眼动睡眠期。

是否可以记住梦中的内容，很大程度上取决于你在哪个阶段醒来。**如果你在快速眼动睡眠期做梦时醒来，就会清晰记得梦中的内容。**

相反，如果你作息规律，且总是在非快速眼动睡眠期醒来，则很少会记得自己的梦，甚至觉得自己从不做梦。

如果真的多梦怎么办？可以从中医视角解读梦的内容并寻求治疗方法。

如果梦到白天发生的生活琐事，故事情节也不离奇，就说明这些人没有处于深度睡眠，这种梦境的发生在中医视角下与脾相关，因"脾主意"，针对这种多梦，我们应提高自己的消化和吸收功能，在调理脾胃的同时，避免摄取会损坏脾胃功能的酸冷食物（如山楂、柠檬、橘子、醋、生菜、泡菜等）以及高油脂食物。可以适当摄取有补脾健胃功效的食物，如莲子、山药、扁豆、紫米、大枣、薏苡仁等。

如果经常梦到奇怪的事，这种梦往往与自己的日常生活没有过多联系，梦到的事情连自己都觉得莫名其妙。这种梦与肝脏的功能有关系，因为中医认为"肝主血，肝藏魂"。这种情况可以用滋补肝血的方法，如著名的治疗失眠的中医处方——"酸枣仁汤"。

还有一种梦是噩梦，如梦见自己从高楼上摔下来，或被人追杀，或梦到血腥的场面，或被狗咬、被蛇咬，还有的人经常梦见一些已经去世的人。这种情况在中医上被认为是肾的问题，肾主恐，如果人的肾气或肾精受到损伤，往往会做一些比较惊恐的梦。现代医学认为，噩梦的发生可能来自内在心理创伤。这些人往往需要配合专业的心理治疗，才能取得较好的疗效。

突然"失眠"怎么办

　　时代的发展，对当代人而言，不仅是机遇，也是挑战。人们在面对各种事件时，如考试、面试、总结汇报等，出现焦虑的情绪在所难免，大家不仅会反复思虑这些事情，部分人还可能出现难以入睡的情况。当面对这种失眠情况时，人们可能会感到紧张，并且会思考自己是不是患上失眠症了？其实，这可能是出现了一过性失眠。

　　一过性失眠，又可称为临时性失眠，是一种持续一段时间后可自行缓解的睡眠障碍，基本表现为入睡困难、早醒、噩梦惊醒，或是多种表现并存。这种失眠通常是由心理上或精神上的原因引起，而一旦消除了引起失眠的原因，生活事件得到解决，基本可以恢复至平日的睡眠状态，失眠的症状也就随之消失。这种具有自愈性、短期性的失眠状态，与本书中的"失眠症"并不相同。

　　面对一过性失眠，首先需要明确的是大多数人可能都经历过一过性失眠。其实，出现一过性失眠可以看作我们对生活压力等事件出现了急性的应激反应，是一种常见的睡眠现象。此时应积极面对引起失眠的问题，调整面对困难的心态，避免因为紧张焦虑的情绪、过多思虑睡眠质量等原因加重失眠的症状，形成恶性循环。

　　其次，适当调整与改善睡眠条件，睡前 30 分钟饮用一杯温热的牛奶，或睡前做 5~15 分钟的深慢呼吸，都有助于夜间入睡以及睡眠质量的提高。

当出现体质下降、重大生活事件、更年期等情况时，一过性失眠可能会逐渐演变成慢性失眠。因此，注意观察自己的睡眠情况，有助于早发现和及时治疗。

"熬夜"的危害及自我管理

"熬夜"有"主动熬夜"和"被动熬夜"。"主动熬夜"多见于年轻人，如熬夜玩手机、通宵打游戏等；"被动熬夜"可见于夜班工作或入睡困难者。

熬夜与失眠给人体带来的损害相似，对神经、心血管系统及代谢等方面均有不同程度的损害。

"熬夜"后如何自救？

整体而言，**调整作息是基本原则，**但是如何摆脱因"熬夜"形成的不良作息习惯却需要讲究方式方法。

首先我们需要通过观察记录近期睡眠情况，如近1周睡眠时间约为6.5小时，平时起床时间为07:00，然后将自己的作息时间设定为00:30上床，07:00起床，每天在相同的时间上床睡觉，并在次日固定的时间起床。即使周末也要保持这个作息时间，当睡眠明显改善，我们再逐步提早上床睡觉的时间。

通过以上步骤，我们可以逐渐调整自己的睡眠习惯。这种调整实际上是睡眠限制疗法的核心，不过，需要注意的是，睡眠限制疗法并非适用于所有人，建议在心理治疗师的指导下完成。如果你尝试后效果不佳，或者失眠问题严重影响到生活和工作，建议你继续寻求专科医生的帮助。

你有一份"夜班攻略"待查收

现实生活中有很多原因让人"被动熬夜"，比如夜班、赶作业、赶工等。面对这样的客观条件，如何将"被动熬夜"的伤害降到最低呢？

人在"被动熬夜"当天，对饮食与活动安排进行调整可减少熬夜对人体的损耗。饮食方面宜选择低热量、高蛋白的食物。工作和活动时间的延长意味着能量消耗的增加，这也是为什么许多"熬夜党"喜欢在深夜大快朵颐的原因。但高脂、高热量的食物如烧烤、炸鸡、奶茶等都容易加重胃肠负担而影响当天或次日的睡眠。也有人会选择酒、咖啡"提神"，过量饮用这类饮品，会使睡眠片段化，影响睡眠质量。

因此，**在熬夜的夜晚，更推荐食用粥类、燕麦、麦片、藕粉等**。在漫长的深夜，也许各位"熬夜党"会投入在工作、学习中，而长期保持精神高度紧张以及固定的姿势。建议在工作、学习期间穿插适当的休息时间，保障人体气血的通畅，可选择正念呼吸、拉伸运动等放松活动，对放松情绪、改善睡眠均有益处。

在夜班的次日，建议将补觉时间安排在中午。在经历了一个睡眠不足的夜晚后，我们往往回到家中，立即洗漱休息，一觉起来往往已经是下午。但实际上，白天休息时间过长会影响当天晚上的正常睡眠。

因此建议"熬夜党"在白天返回家中后恰当安排生活，在当天中午休息并适当延长午休时间。也建议在当天晚上提前 2~3 小时就寝，保证当晚的睡眠质量。

在补觉过程中，大家应注意调节光照，光照对生物钟有重要影响。在白天补觉时，大家可以尝试拉上窗帘或采用带眼罩的方式模拟夜间状态，促进体内褪黑素等助眠激素的分泌以促进睡眠。

哪些人群需要重视失眠

《健康睡眠新时代——2023 中国健康睡眠白皮书》中的数据显示，老年人睡眠问题最多，占因睡眠问题就诊人数的 35.3%，主要原因是老年人神经系统退行性改变，自身基础疾病较多，睡眠问题突出。

该白皮书显示，女性人群失眠情况略高于男性 2~3 个百分点。妊娠期女性睡眠质量降低尤为突出，并与焦虑、抑郁等相关。2023 年，Yanping Bai 等在 *Journal of Affective Disorders* 上发表的文章指出，与没有睡眠障碍的女性相比，在怀孕中期患有睡眠障碍的女性在围产期患抑郁症的风险显著升高，高出 2.378 倍。

青少年面临的睡眠问题同样引发人们的重视。睡眠质量关系着青少年智力、生理、心理的变化，是健康成长的重要影响因素。

老年人失眠有什么特点

"只要睡得好，八十不见老"。拥有良好的睡眠是保持健康的基石。然而，老年人失眠往往容易被忽视。

中医用"昼不精，夜不瞑"高度概括老年人的睡眠情况，即白天精力不足，晚上睡眠质量下降。其机制与老年阶段脏腑虚损、元气不足的生理变化相关。

西医发现睡眠质量下降与老年人褪黑素分泌节律改变、睡眠相关脑区退化和膀胱功能下降等相关。**老年人在傍晚会更早释放褪黑素并达到高峰，从而促使身体更早出现困倦和睡意，因此老年人往往在晚餐后"打盹"。**另外，由于大脑额叶中央产生深睡眠的区域逐渐萎缩，老年人深睡眠的比例明显降低。老年人随着膀胱容量减少、肾脏浓缩尿液能力下降，夜间需要起床排尿，从而导致睡眠片段化。

因此，老年人需要了解其所在年龄阶段的睡眠特点，调整心态和睡眠预期，在中医理论指导下坚持保健与养生，必要时寻求医生帮助，以获得该年龄段的高质量睡眠。

老年人如何调整生活作息

老年人退休后，生活节奏和作息规律发生了明显改变，可能难以立即适应社会角色和社会功能减少，出现自我价值感下降。身体机能下降，逐渐出现一些慢性躯体疾病，对健康的焦虑随之增加。并且儿女经常不在身边，孤独感悄无声息地滋长。**退休后时间自由，作息开始变得随意，白天想睡就睡，睡眠习惯紊乱，慢慢地就会引发失眠。**这时候该怎么办呢？

首先，培养兴趣爱好，丰富生活安排。在身体条件允许的前提下，老年人应尽量充实退休后的闲余时间，如重拾过去因工作忙碌而放下的特长、计划等，或者培养兴趣爱好，形成新的精神寄托。保持一定的社会交往，与晚辈们多接触，让自己的生活丰富多彩。

其次，学习健康知识，科学认识疾病。通过专业医疗机构或官方权威的媒体，学习健康科普知识，了解衰老的发展过程，以及各种老年常见慢性病的病因、特点和防治方法。科学认识衰老和疾病，有助于减轻对健康的焦虑情绪。

最后，坚持规律作息，保持良好睡眠。建议夜间睡眠在22:30—6:30，减少日间卧床时间，即使前一晚睡眠质量下降，也不应形成日间补觉的习惯，可午睡1小时左右。建议配合适度的日间运动，如太极拳、八段锦等，20:00后避免剧烈运动。

老年人睡觉时打鼾正常吗

在探讨老年人睡觉时打鼾这一现象时，我们应持严谨和理性的态度。**打鼾是一种常见的生理现象，但需要引起重视，因为打鼾可能提示疾病发生。**

肥胖是导致呼吸道变窄的一个重要因素。脂肪堆积过多，特别是呼吸道周围的脂肪导致呼吸道变窄，引发打鼾。鼻畸形如鼻中隔偏曲、鼻息肉等，会使鼻腔变得狭窄，引发打鼾。神经、肌肉功能退化，上呼吸道肌肉松弛无力，使呼吸道容易变窄，引发打鼾。女性更年期后，雌激素水平下降，可能会使呼吸道狭窄，导致打鼾现象加重。

值得注意的是，如果打鼾症状严重、频繁，甚至伴随呼吸暂停等症状，这可能是一种病理性表现。这种病理性打鼾可能与上气道结构狭窄、中枢性病变等原因相关。如鼻息肉、喉癌等原因可能导致上气道结构狭窄，引发严重打鼾和呼吸暂停。中枢性病变也可能引发严重的打鼾症状，如脑梗死后遗症等。这些病理性原因需要得到及时的诊断和治疗，避免对老年人的健康造成进一步的影响。

综上所述，老年人睡觉时打鼾是否正常需要根据具体情况而定。在大多数情况下，打鼾可能是正常的生理现象。如果鼾声响亮、频繁发生或伴随呼吸暂停等症状就需要引起关注和重视，这类人群应及时到专科医院检查和治疗。

儿童睡眠的特点

　　儿童的大脑尚处于发育阶段。**充足的睡眠是保障脑细胞能量代谢、生长发育、成熟的必要条件，对儿童的体格、情绪、认知及社会适应性等各方面有重要作用。**例如，体格生长所必需的生长激素，只有在睡眠状态时才能达到健康的水平。因此，儿童失眠问题亟须医学及社会关注。

　　儿童睡眠具有明显的特点，其睡眠生理特性伴随发育过程而不断变化。在 5 月龄时婴儿睡眠昼夜节律基本形成，10 月龄时夜间能够连续睡眠，1~2 岁时需要在白天小睡 1~2 次。儿童睡眠时间明显较成人长，随年龄增长而逐渐缩短。新生儿需要用超过每天 70% 的时间睡眠，3~4 岁幼儿约需 12 小时睡眠，学龄前儿童需 9~10 小时，7 岁以上学龄儿童睡眠时间为 8~9 小时。

为什么儿童也会失眠

儿童失眠可表现为入睡困难、睡眠维持障碍、早醒，但通常没有成人严重。**儿童不善于用语言表达失眠的感受，常常通过行为问题表现，如注意力不集中、情绪不稳定、多动，以及在该就寝时不愿睡觉等。**

儿童失眠的原因涉及许多方面。

1. 睡眠与饮食习惯不良　作息时间不规律、睡前过饱或饥饿、过多饮用可兴奋神经的饮料、高糖饮食等。

2. 电子产品的影响　电视、电脑、手机等过度使用。

3. 睡眠环境不良　床铺 / 被褥不合适、卧室空气污浊、光线太强或过于黑暗、噪声刺激、温度过高或过低等。

4. 与父母分床，或分开房间独自睡觉。

5. 躯体疾病　阻塞性睡眠呼吸暂停低通气综合征、鼻中隔病变、腺样体肥大、扁桃体肥大、支气管炎与哮喘等疾病以及寄生虫病引起夜间肛区瘙痒等。

6. 精神障碍　儿童孤独症、注意缺陷多动障碍等可能伴发或与失眠共病。

家长应该重视儿童的睡眠状况，科学理解儿童的睡眠特点，避免陷入"孩子既不工作，又不学习，困了还不睡"的误区。父母的言传身教对儿童养成良好的睡眠习惯至关重要。父母应有良好的睡眠习惯，避免熬夜，在征求儿童意见的基础上，制订一个全家人都遵守的作息制度，为儿童营造能促进睡眠的氛围，如按时关灯和关闭电子产品等，帮助儿童从小养成良好的睡眠卫生习惯。若发现打鼾、注意力不集中、失眠，需及时就医诊治，让儿童拥有高效睡眠，健康成长。

儿童睡眠障碍

　　儿童睡眠障碍可由身体某系统生长发育和环境相互作用产生的功能失调引起，也可由呼吸、神经等各系统的疾病引起，能够直接影响儿童的睡眠结构、睡眠质量及睡眠后复原程度。儿童的睡眠障碍有非常明显的年龄特点。某些与睡眠相关的临床表现在某一年龄阶段是正常的，而出现在另一年龄阶段则可能是不正常的。儿童睡眠障碍可分为以下 4 种类型。

　　1. 睡眠失调　指各种因素导致的睡眠量、质和时序方面的改变。以睡眠不安和睡眠过多为特征。前者有入睡困难、频繁夜醒等表现，后者常见于儿童阻塞性睡眠呼吸暂停低通气综合征、发作性睡病和特发性嗜睡症等疾病。

2. 异态睡眠　指在睡眠中出现异常发作事件，如夜惊、梦魇和梦游等，经常发生在深睡眠阶段，在 3~8 岁的儿童中常见。随着年龄的增长，慢波睡眠逐渐减少，睡眠的深度也略变浅，与之相关的睡眠障碍也随之逐渐减少，最终消失。因此，**在儿童中，特别是在 3~8 岁年龄阶段发生的一些睡眠障碍并不一定有病理意义。**

"夜惊症"是一种比较常见的儿童睡眠障碍，常见于 4~12 岁儿童，一般随年龄增长会慢慢消失。在入睡后，儿童突然坐起尖叫、哭喊、瞪眼睛或双目紧闭，表情惊恐不安，发作后再次入睡，醒后完全遗忘。引起夜惊的原因主要与幼儿的大脑皮层发育尚未成熟，或生活环境突然改变，或压力增大，或受到惊吓，或睡前过度兴奋等有关。

梦魇指儿童因做噩梦而惊醒，常见于 8~10 岁的学龄期儿童。梦魇与夜惊不同的是，儿童梦魇很容易被叫醒，叫醒后意识很快清醒，能清楚地回忆刚才的梦，感到非常害怕。诱发梦魇的原因一般是睡前阅读、听到或观看了惊险恐怖的故事或电影、视频；另外，睡姿不当或躯体不适也可能诱发梦魇，如睡眠中手臂或被子压迫胸部时，可在梦境中体会为"恶魔压身"、呼吸不能透气、梦中呻吟或挣扎。

睡行症俗称"梦游"，多见于 5~12 岁的儿童，随年龄增长，发作次数日趋减少，至 15 岁后多能痊愈。表现为睡眠中突然起床或者行走，对呼喊可能没有反应，或者自言自语几分钟后又自己回到床上，次日醒来对晚上所做的事情不能回忆。"梦游"的病因目前尚不明确，医学界普遍认为与家族遗传相关；部分儿童"梦游"还与心理／社会因素相关，如日常生活规律紊乱，家庭关系不和，亲子关系欠佳，学习压力大而产生焦虑不安及恐惧情绪等。

3. 病态睡眠　指由躯体、精神疾病引发的睡眠障碍。目前研究发现其发病因素有环境、遗传、心理行为异常和器质性疾病等，其中最主要的因素是环境和遗传。注意缺陷多动障碍患儿的睡眠问题非常常见，25%~50% 的患儿会存在睡眠问题，出现入睡困难、失眠、夜间醒来、早醒以及白天嗜睡等。注意缺陷多动障碍患儿的大脑活动模式与健康儿童不同，白天难以集中注意力，大脑兴奋性活动会持续到晚上，甚至影响到入睡和维持睡眠，可能会伴随夜间惊醒、睡眠呼吸暂停等问题。

4. 就寝问题和夜醒　就寝问题和夜醒是 6 岁以下儿童失眠的主要表现，可对儿童生长发育和身心健康造成不良影响。就寝问题主要是在合适的作息时间安排下，从家长准备安顿儿童睡觉（通常以关灯时间开始计算）到儿童真正入睡的时间超过 20 分钟。夜醒的临床界定尚未统一，美国国家睡眠基金会的专家共识认为 1 岁以上儿童每晚≥2 次夜醒（每次醒来≥5 分钟），学龄前期儿童总夜醒时间 >20 分钟。年幼儿童就寝问题和夜醒的原因复杂，与睡眠调节能力和睡眠连续性发育较慢或不稳定有关，受内在因素和外在因素（如睡眠环境、父母行为）的交互影响。

就寝问题主要与家长对儿童就寝行为的约束力不足有关，表现为就寝抗拒和拖延；而夜醒通常与不恰当的入睡条件依赖（如拍睡、抱睡、奶睡等）有关，主要表现为频繁地、长时间地夜间醒来，并且入睡需要家长干预或满足依赖条件。《中国 6 岁以下儿童就寝问题和夜醒治疗指南（2023）》推荐，行为治疗、早期（母亲孕期或婴儿 3 月龄内）睡眠卫生习惯指导、睡前抚触、铁剂补充、分床睡等均可以改善儿童就寝问题和夜醒。我国国家卫生行业标准《0 岁 ~5 岁儿童睡眠卫生指南》推荐婴儿宜与成人同屋分床睡；幼儿期可逐渐从婴儿床过渡到小床，有条件的家庭儿童可独自在一个房间睡。

儿童睡眠问题表现多样，需要儿童和家长正确认识，并及时行动，必要时寻求专业医生诊治，帮助儿童拥有良好睡眠。

为什么要重视青少年的睡眠问题

我们常常会认为只有成年人容易失眠，但现代青少年儿童群体也是失眠高发人群，同成年人一样也会受到睡眠问题的困扰。《中国青少年儿童睡眠健康白皮书》指出，中国青少年睡眠不足已成为常态，其中中学生的问题更严重。青少年失眠发生率为 16.57%~38.20%。没有人会怀疑睡眠对婴幼儿成长发育的重要性，但事实上，睡眠对青少年大脑的发育也同等重要。

青春期是一个人生长发育的黄金时期，在这一阶段，大脑进行着大量的链接和生长发育，这些重要活动大多数是在

睡眠时发生。优质的睡眠为青少年大脑注入活力，它释放血清素和多巴胺等物质，使青少年心情愉悦、目标明确、思维活跃、热情洋溢、观察敏锐。

青少年大脑的发育尚未完全成熟，2009 年，Diekelmann 在 *Sleep Medicine Reviews*；2020 年，Schmid 在 *Sleep Medicine*；2021 年，Farhadian 在 *Neuroscience and Bio-behavioral Reviews* 发表的多篇文章表明，睡眠能起到保护大脑，提高和巩固记忆的作用。在睡眠中，负责记忆的脑区将有价值的信息进行加工、存储，通过这种无意识的自发"温习知识"的过程，将新知识整合到已有的、永久存储的知识网络中。因此，对于每天需要消化、吸收大量知识的青少年来说，睡眠显得尤为重要（图2-2）。

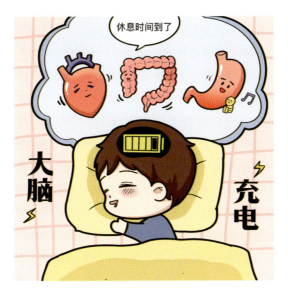

图 2-2　重视青少年睡眠

优质的睡眠还对青少年的免疫代谢、脏器功能、生长发育有重要的意义。睡眠对于免疫力的正常发挥非常重要，2015 年，Prather A. A. 在 *Sleep* 上发表文章指出，平均睡 5 小时的人，流感病毒感染率约为 50%，而每晚睡 7 个小时以上的人，感染率仅为 18%；在代谢方面，良好的睡眠能够保障人体胰岛素、促食欲素、瘦素处于平衡状态，从而使青少年的血糖处于稳定状态，避免暴饮暴食或肥胖等疾病的发生；关于生长发育及修复，睡眠促进机体生长激素的分泌和蛋白质的合成，给予身体各个器官、组织休息和修复的机会，促进机体的修复和生长发育。睡眠还可以消除炎症并降低慢性疾病及致癌风险。

青少年失眠会导致负面情绪的产生、机体免疫力下降、记忆力减退、注意力不集中或思维迟钝等一系列问题，严重影响学习状态和发展，进而引发一系列指数级的连锁反应，对身心健康造成巨大影响。**如果青少年在 1 周内至少有一半时间睡眠质量不好，白天疲劳、情绪不稳定、反应下降等，这种状态持续 3 个月以上，就达到了失眠诊断的标准**，遇到这种情况，应及时与专业医生和治疗师沟通。

青少年失眠原因知多少

　　青少年失眠除与生理上的变化、脑力劳动的增加有关，还与心理因素、不良的生活习惯及某些躯体疾病等密切相关。

　　青少年处于身心发育阶段，生长激素、性激素等分泌水平波动，波动的性激素会影响睡眠及情绪管理的关键脑区，从而导致失眠。

　　失眠的青少年常存在不良的睡眠卫生习惯。如不睡觉的时候经常躺在床上、午睡时间过长、夜晚过量运动、睡前进食夜宵、睡前长时间使用电子产品、熄灯睡觉和起床时间不规律，甚至作息昼夜颠倒，影响入睡及睡眠质量，导致失眠。不良的饮食习惯也是影响睡眠的重要因素，如喜欢喝高糖、咖啡、茶或酒精类饮品，这些都会引起兴奋性增加，对睡眠存在不良影响。

　　中学阶段的青少年课业较繁重，生活内容丰富。一方面，因繁重的课业导致睡眠时间被压缩，可能影响身心健康；另一方面，作业、考试或人际关系问题等压力超过青少年所能负荷的限度时，则可导致焦虑、紧张或抑郁的情绪，影响或加重失眠。

　　还有一些青少年因为躯体疾病如甲状腺疾病、贫血、注意缺陷多动障碍等导致失眠（图 2-3 ）。

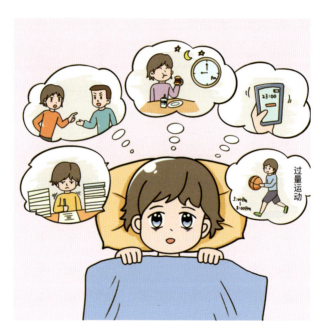

图 2-3　青少年失眠的原因

一些让青少年"主动失眠"的心理原因

其实，**很多青少年并不是病理性失眠，他们只是因为"舍不得睡"而放弃了睡觉时间，这称为"主动失眠"。**了解以下"主动失眠"的常见心理因素，家长才可以"对症下药"，使青少年拥有良好睡眠，身心健康成长。

1. 报复性熬夜　初中男生小明，家长担心他沉迷玩乐影响学习成绩，对他管教非常严厉，不准他玩手机、看电视，不准外出玩耍超过 1 小时……在一次偶然的情况下，小明尝到看剧、看娱乐八卦的快乐，从此一发而不可收，晚上经常"看剧、刷视频"到凌晨两三点才睡觉。小明说："我过去失去了太多玩乐的时间，现在一定要补回来。"

以上就属于"报复性熬夜"，这是出于过度补偿心理机制，是人们为了克服某方面的不足，采取过度行为来弥补遗憾、缓解焦虑、减轻内心不安等。

2. 缺乏自我空间　很多人认为，晚上才是一天中属于自己的最享受的时光。现在青少年学业压力大，白天上课学习，回家可能还要消耗一定的时间写作业、预习、复习、洗漱等，个人时间严重被压缩，只有睡前是完全属于自己的时间，能不被打扰，做自己喜欢的事，所以舍不得睡觉。

3. 逃避责任或关系　小敏说："父母一般是白天上班，

晚上睡觉，那我只要白天睡觉，晚上活动，我就可以不用听他们的唠叨和批评了。"有的青少年睡得晚，起得晚，是为了逃避。那些在学习、人际关系中受挫的青少年，会通过延长晚上独处的安逸时间，以减少面对不良关系的可能，以至于睡得很晚，起得也晚。

4. 继发性获益　初二学生小玲某次没睡好，导致精神状态差，上课不能认真听讲，但父母并未责怪她，反而给予她前所未有的关怀和安慰，并允许她可以不写作业休息一天。自此，每当小玲不想写作业时，她都会主动晚睡，让自己精神变差。这样的情况称为"继发性获益"，指通过疾病获得"益处"，如得到外界的关注、承认，从而满足其自恋的心态或获得"好处"。所以青少年们有时会因为"继发性获益"而主动压缩自己的睡眠时间。

孩子，每天为睡眠争取多一点时间

睡眠时间是宝贵的，对于青少年儿童更是如此，它为日常生活和学习提供动力基础。青少年儿童应该学会正确处理睡眠与学习、娱乐之间的关系，学会时间管理，重视自己的睡眠，每天努力多一点，为自己的美好睡眠多争取一点时间。具体可以按以下的方法做。

1. 学习重要，效率为先　如何找到学习与休息之间的平衡？可以制订适当的学习计划；合理安排学习和休息的时间；提高学习效率。

2. 过度娱乐会疲劳　适当且适度的娱乐能够缓解一天的学习带来的紧张感，让青少年儿童更好地放松休息。如何才能做到有效娱乐？首先，合理安排娱乐时间；其次，多安排非电子游戏类型的娱乐形式，减少这些活动给大脑和身体带来的过度疲劳；最后，将游戏时间与睡觉时间隔开，减少睡前大脑过度兴奋对睡眠的影响。

3. 睡前让大脑放松　好习惯可以帮助孩子更快入睡，如睡前不安排压力和刺激过多的学习或游戏；睡前可以喝牛奶、听音乐、读书、做舒缓运动助眠。

4. 良好的作息可以随时开始　如何正确认识良好的睡眠习惯？增强对睡眠重要性的认识；早睡早起，不拖延；保证睡眠充足；不给睡眠增加过多的压力，改变从当下开始。

家长如何帮助失眠的孩子

当青少年儿童出现入睡困难，睡眠过程中反复醒来，或者早醒后难以重新入睡，家长可从生活作息、饮食调养和穴位保健三方面尝试改善青少年儿童的失眠症状。

首先可引导青少年儿童通过调整生活作息方式，提高睡眠质量。具体方法如下：争取每天保证 15~30 分钟的午睡；培养青少年儿童固定的作息时间，提高睡眠效率（如 22:30 前熄灯睡觉）；睡前 1 小时远离电子产品，减少外界信息的刺激干扰。睡前避免大量运动，避免身体过度兴奋。

在饮食方面，引导青少年儿童养成规律、节制的饮食习惯。应三餐定时，合理膳食，营养均衡；切忌暴饮暴食，或过度节食、挑食及睡前不恰当进食。也可适当烹调莲子百合瘦肉汤、莲子桂圆粥等药膳调养助眠。

家长还可引导青少年儿童学习穴位按摩，调节脏腑功能，疏通气血，宁心安神。每晚睡前 5~10 分钟，用左手 / 右手掌心的"劳宫"推拿右足底 / 左足底的"涌泉"，至足底皮肤微微发热，再进行另一侧按摩（劳宫为握拳后中指指尖所对的掌心位置；涌泉为人曲足卷趾时，足底前 1/3 可见凹陷，按压有酸痛感的位置）。

如果尝试了以上方法仍无法解决青少年儿童的睡眠问题，家长则应及时带青少年儿童到专科就诊，寻求规范诊疗。切忌自行使用镇静催眠药、镇静剂、安神保健药品等，以防出现副作用等危害。

青少年考试前失眠怎么办

　　许多青少年会因临考前精神压力过大造成神经系统警觉度过高而失眠。

　　这些青少年和家长普遍关注的问题是"如何能让孩子考前不那么紧张""如何处理考生的失眠问题"。实际上这两个问题是密切相关的。考生心理压力过大就会过度紧张，过度紧张则容易出现睡眠问题，也就是说第一个问题解决了，第二个问题也就迎刃而解了。

　　那么，如何控制焦虑水平？

　　青少年首先要调整好心态，接受自己的焦虑，不被焦虑情绪操控；其次是合理安排学习时间，张弛有度，临考前每天听音乐、适度运动等，能缓解紧张、调整睡眠；再次，对于在考场上紧张反应比较明显的青少年，建议平时要做些放松训练，因为躯体放松能够带来心理放松；最后，也是非常有效的是，青少年可以在考前多做一些积极的自我暗示，它可以增强自信心，减少关于失败的联想。

　　考前一旦失眠，该怎么办？

　　可以按照下面的方法做调整。首先，大家不要惧怕失眠。正确认识失眠，因为失眠本身对身体和精神状态并没有过多影响。**如果某一天孩子少睡了几个小时，并不会影响次日的复习和考试。但如果家长对"失眠"这件事情过度担忧的话，产生了负面的心理暗示，比如"这下完了，孩子明天考试一**

定考不好"，就会引发焦虑情绪，这种焦虑情绪若传递给孩子，恰恰会导致孩子的注意力难以集中、记忆力下降、思维迟缓等问题；其次，大家若想要在考前能有个好睡眠，平时应该养成规律的作息时间，做到劳逸结合，避免经常熬夜，建立健康的生物钟；最后，在考前更应该注意睡眠卫生习惯，如家长应提醒孩子午后不要喝含有咖啡、茶叶等有兴奋作用的饮料，睡前避免长时间使用电子产品；睡前保持心情舒畅，不要带着问题和烦恼上床，睡前可以听舒缓的音乐，用温水泡脚等。

另外，家长和老师注意避免过分激励，要应用轻松的语言安抚。这对青少年的精神放松和睡眠都有帮助。

但如果焦虑情绪、失眠持续的时间过长，而且有明显的躯体不适症状，如心慌、胸闷、气短、食欲缺乏、胃肠道功能紊乱等症状，这些情况严重影响到了青少年的学习和生活，通过自行调整变化不明显，这时就要积极寻求心理睡眠专科的帮助。

女性与失眠

　　2020 年，荷兰伊拉斯姆斯大学医学中心发表在 *Nature Human Behaviour* 上的研究显示，在美国、英国和荷兰，存在失眠问题的女性多于男性。女性失眠高发与女性需经历月经期、孕期、更年期等三个生理期密切相关。在女性不同的生理时期，血液中雌激素和孕激素水平发生相应的波动变化，易对睡眠产生显著的影响。因此，女性应了解月经期、妊娠期、孕期睡眠的变化，根据各个时期的特点加强睡眠管理。

与经期相关的失眠

　　女性在月经前期容易出现失眠、紧张、烦躁、头痛、乏力、乳房胀痛、下腹坠胀感等不适症状，当这些症状影响到女性的正常生活，则为经前期综合征。这些身体不适和情绪变化通常始于经前 1~2 周，经前 2~3 天达高峰，月经来潮后可逐渐消退。

　　除经前期易失眠之外，月经期间女性容易合并头痛、乳房胀痛、腹部坠胀疼痛等其他不适，甚至因为月经血量较多而容易导致情绪紧张，均对睡眠有不利影响。

　　如果女性存在与月经周期相关的失眠，可以采用各种方法改善经前和经期的不适症状，帮助改善睡眠。首先，**不良的饮食结构容易加重经前期综合征，平时女性可以减少摄取含有咖啡因、高钠、酒精等容易令经前期综合征症状加剧的食物，适当补充含铁、镁、钙的食物可帮助改善经期不适。**

　　女性在月经来潮时，选择合适的女性卫生用品，减少经血量多渗漏的风险，避免因为紧张、担心而导致失眠。同时，积极进行情绪管理，坚持进行睡前放松训练，注重保持心情舒畅，保持适当的体育锻炼。对于严重的经前期综合征，有需要时可以积极寻求妇科医生的帮助。

与妊娠相关的失眠

许多女性在怀孕之后，身体、精神乃至生活都会发生巨大的变化，这些变化及其带来的压力很容易让人无法安睡。**在怀孕的前 3 个月，孕妇体内的荷尔蒙水平不断变化，这时有可能会比平时更容易出现昏昏欲睡的感觉，有的孕妇睡得比平时多。** 伴随孕期出现的多种生理性改变，包括妊娠相关恶心呕吐、胃食管反流、肌肉不适、小便频繁、胃胀、胃灼热、夜间宫缩和胎动、骨骼肌系统受压等，都可能影响睡眠。到妊娠晚期，雌激素和孕激素水平相对稳定，胎儿的压迫、胎动可能带来不适感，夜间小便次数可能更加频繁，这也容易影响睡眠。孕妇在分娩过程中，由于缩宫素具有促觉醒功能，失眠可能还会进一步加剧。

除上述孕期生理上的原因外，有些女性在怀孕后就辞去工作专心养胎，有些孕妇在孕期行动不便，日间工作和生活上的活动都较前减少，日间的活跃度变低，夜间的睡眠需求也会相应减少。还有的孕妇对怀孕过程不了解、对胎儿和自己的健康感到担心，容易产生焦虑情绪，引发失眠。一些孕妇一旦失眠往往变得异常紧张，从而越发难以入睡。

面对孕期出现的失眠，各位孕妇无需过度恐慌，可以提前了解身体在孕期可能出现的变化，帮助自己更好地应对孕期的不适症状，改善孕期失眠。首次怀孕的女性，可以多和其他孕妇或有生育经验的女性交流，参加一些相关的孕妇保健培训班，了解孕期身体发生的变化。可以学习呼吸和放松的技巧，帮助改善因孕期焦虑引起的失眠。可以尝试使用孕妇枕头帮助支撑腹部，辅助孕妇保持舒服的睡姿。另外，孕妇应避免在睡前摄入过多的液体，以免增加夜间小便次数而影响睡眠。

产后失眠

从分娩到产后 3 个月，常常有很多女性因失眠而感到困扰。产后失眠的原因很多，产褥期不适、接受剖宫产或会阴切开缝合术后的伤口疼痛等都可能影响睡眠。另外，新生儿和婴儿的睡眠觉醒节律尚未完全建立，夜间容易多次觉醒、寻求哺乳、排泄、哭闹等，都有可能导致妈妈们出现失眠。

有些女性初为人母，由于要照顾婴幼儿的生活起居，对婴幼儿非常关注，容易感到紧张焦虑、担忧牵挂而影响睡眠。有些女性面临产后剧烈的心理和身体变化而难以适应，容易情绪不稳定而影响睡眠。部分女性在产后出现与产褥期相关的精神心理问题而导致失眠，需要针对病因积极处理。

面对产后失眠，妈妈们可以积极与家人交流，寻求家庭的支持和帮助，共同分担照顾婴幼儿的责任，得到更多时间的恢复和休息。产妇若出现产褥期相关的精神心理问题，如情绪持续低落、兴趣下降、严重失眠、莫名担心、难以控制的紧张或哭泣、烦躁，甚至暴躁、发怒等，应谨防抑郁障碍、焦虑障碍、双相情感障碍等可能，需要尽快到精神心理专科寻求专业医生的帮助。

围绝经期失眠

围绝经期是女性从生育期向老年期过渡的一段时期，是必经的生理过程，此时卵巢功能会逐渐衰退，使神经及内分泌系统发生一系列变化，容易出现一系列躯体及精神心理症状，如潮热、多汗、烦躁、易怒、多虑、头痛、心悸等。这一阶段由于激素水平变化的影响更容易出现失眠。因雌激素水平下降引起的血管舒缩症状（潮热、出汗）、情绪障碍（焦虑、抑郁）、骨质疏松症状（夜间腰椎、颈椎、四肢骨关节疼痛）等也是导致失眠的诱因（图2-4）。

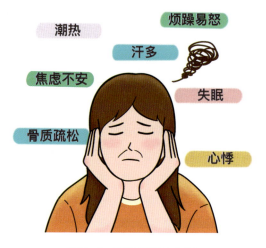

图 2-4　围绝经期综合征

　　除生理原因外，这一阶段的女性通常面临更多的压力和挑战。许多女性仍需面对工作的挑战、照顾年迈体弱的父母、抚养儿女或孙辈等，这些工作、家庭、生活的压力都可能影响睡眠。同时，更年期女性容易对未来中老年生活、健康等问题感到担忧，部分女性对退休后的生活状态难以适应等问题都会成为影响因素。

　　如果女性出现了围绝经期失眠症状，建议多食用一些豆制品，大豆和豆制品内含植物雌激素，有些植物雌激素具有人体雌激素的功能。注意不要吃辛辣刺激的食物，不要过度进食补品，以防加重更年期的潮热感，引起失眠。另外，穿轻便透气的衣服睡觉，根据温度变化随时增减衣被，可以减少夜间潮热盗汗等不适对睡眠的影响。同时，除妥善安排好工作、家务，多培养一些业余爱好，如学习书画、乐器、舞蹈、唱歌、健身操等，有助于调畅情志，充实并丰富中老年生活。

3

第三章

梦里梦外
知多少

受到精神刺激

或经历了非同寻常的生活事件后，

容易出现梦魇，

尤其是

当这些生活事件

带有恐怖色彩的时候。

其他睡眠障碍知多少

　　睡眠障碍在医学上是包括睡眠觉醒的节律紊乱，睡眠质量异常，睡眠中行为异常的一类疾病。在其他类型睡眠障碍中，临床中最常见的是睡眠呼吸暂停综合征，其突出表现为打鼾，该病患者在夜间睡眠中反复发生呼吸暂停，导致白天过度思睡，使心脑血管发病率明显增加。

　　另一类，以日间过度思睡为主，其症状主要表现为患者在白天应该维持清醒的主要时段不能保持清醒和警觉，出现难以抑制的困倦欲睡甚至突然入睡。常见的疾病为发作性睡病，严重者可以不分时间、地点，毫无预兆地酣然入睡。

　　还有一类主要表现为睡眠期间异常行为，可表现为患者在睡眠期间突然起床进行活动，甚至"拳打脚踢"，也有患者在睡眠时猛然惊醒，伴有显著的恐惧体验，各种症状实际上均属于不同类型的睡眠障碍，通过了解这些疾病的表现，加强识别与自我管理，及时就医，可最大程度缓解病情。

异态睡眠是什么

异态睡眠是指在入睡、睡眠期间或从睡眠中觉醒时发生的非自主性躯体行为或体验。异态睡眠可以发生在非快速眼动睡眠、快速眼动睡眠。这些异常行为包括运动行为、情绪、感知、做梦和自主神经系统功能相关的睡眠异常，可能导致自伤或伤及同床者、睡眠中断、不良健康效应和不良的心理社会效应。

非快速眼动相关异态睡眠包括睡行症、睡惊症等，这些异常行为的发生是由于大脑从深睡眠中不完全性觉醒，常常归因于某些存在的诱因，刺激大脑重复觉醒而不能继续保持睡眠状态。

在快速眼动睡眠相关异态睡眠中，快速眼动睡眠行为紊乱是常见类型，是由于与大脑快速眼动睡眠相关的神经元功能异常，导致本应处于放松状态的肌肉反而处于紧张状态，常常预示将来可能发生神经变性如帕金森病。

目前这类疾病确切的病理生理机制尚不清楚。治疗主要包括寻找和去除病因（如睡眠剥夺、阻塞性睡眠呼吸暂停综合征等），对于卧室和房间采取防护措施，避免发生人身伤害，必要时使用药物治疗。

睡眠中总想"动动腿"是怎么回事

近日，63岁的女性患者李阿姨来睡眠专科就诊。李阿姨说，她几乎每晚只要安静躺下就感觉双下肢痒麻难耐，仿佛有小虫子一直在自己的腿上爬，换个姿势能缓解，但很快不适感又出现。睡眠中途反复醒来，到了早上，她感觉两只脚又酸又累。李阿姨自觉睡眠时间缩短，睡眠质量下降，严重影响白天的精神状态，家人也因此十分担心她。

这是什么疾病呢？经过详细的检查，李阿姨最后被确诊为不宁腿综合征（restless legs syndrome，RLS），是临床较为常见的与睡眠相关的中枢神经系统疾病，其主要表现为患者在静息或夜间睡眠时出现双下肢难以名状的感觉异常和不适感，以及强烈的、几乎不可抗拒的活动双下肢的欲望，睡眠中下肢频繁活动或躯干辗转反侧，症状于活动后缓解，停止后又再次出现。RLS严重影响患者的生活质量，尤其可导致失眠、抑郁和焦虑。RLS可发生于任何年龄阶段，中老年多发，女性患病率约为男性的2倍。其患病率远高于其他神经系统疾病，如帕金森病、阿尔茨海默病等。

目前不宁腿综合征的病因尚不明确，普遍认为是由于人脑内铁缺乏、神经元功能异常和基因变异引起的。

本病往往需要完善多导睡眠监测，该检查能够为诊断提供客观证据，如入睡潜伏期时间延长和较高的觉醒指数等，也可辨别是否伴有周期性肢体运动。如确诊本病，建议尽早前往睡眠专科接受规范化的治疗。

了解周期性腿动

周期性腿动是 1953 年首先由国外学者提出的，主要指患者在睡眠过程中出现的腿部（偶尔手臂也会出现）周期性、不自主的抽动，通常间隔几十秒出现 1 次，1 小时超过 5 次，可发生在整个睡眠过程中，表现为足趾、踝关节、膝关节和髋关节的局部弯曲，经常引起短暂或完全惊醒而导致睡眠断断续续，但患者本人经常感觉不到这些动作。

周期性腿动的发病原因及发病机制尚不清楚，Gottlieb DJ 等人于 2017 年在 *Sleep Medicine* 发表的论文推测，本病与足部的血液循环障碍引起组织代谢产物的蓄积有关。2013年，Winkelman JW 在 *Sleep* 发表的文章认为，本病可能与贫血、糖尿病、酒精中毒以及维生素缺乏症等引起的末梢神经病变相关。

面对周期性腿动，患者首先应当尽量通过调整生活方式，

减少烟酒或咖啡因的刺激，保证睡眠质量。其次保持心理平衡，克服焦虑、紧张情绪。Gossard TR 等人于 2021 年在 *Neurotherapeutics* 发表的文章指出，当患者的生活质量和心理状态都得到明显改善时，其症状往往有所缓解。若症状仍持续存在，建议前往医院就诊，在医生的指导下配合其他药物治疗。

了解"梦游"

　　古人又称梦游为"梦行""夜游""睡行"等，指患者寐卧不安，意识蒙眬，深夜睡眠中起床，出外周游，回舍再卧，醒后如常人的行为表现。西医将梦游称为"睡行症"，其多见于儿童，以 5~12 岁年龄段居多，随年龄增长，发作次数减少，至 15 岁后多能痊愈。部分癫痫患者可能有类似发作情况，应该予以重视并进行鉴别。

　　睡行症的病因目前尚不明确，医学界普遍认为与家族遗传相关，如果父母双亲中无此疾病，其子女发生率为 22%；如果父母双亲之一患此疾病，其子女发生率为 45%；如果父母双亲都患此疾病，其子女发生率为 60%。部分儿童睡行症还与心理社会因素相关，如日常生活规律紊乱、环境压力、焦虑不安及恐惧情绪；家庭关系不和、亲子关系欠佳、学习紧张及考试成绩不佳等与睡行症的发生有一定关系。

发生"梦游"怎么办

首先，作为家属应当确保睡眠环境安全，可以考虑睡前关闭并锁上所有的窗户和外门，收好锋利或易碎的物品。如果孩子有梦游，不要让其睡双层床。**当家属观察到患者正在发作时，要注意安全保护，可以试图温柔地带领梦游者回到床上，避免用力触碰或大声叫醒梦游者，因为过度的刺激可能令患者恐惧、困惑或愤怒，进而造成更激烈的反应或危险行为。**

其次，家属帮助患者养成规律的作息习惯，尽量降低睡眠期间的噪声或其他可能打断睡眠的外部刺激；帮助患者在睡眠前把注意力集中到轻松愉快的意境中，有助于减少睡行症的发生。如果是因为压力导致睡行症，需要找到引起压力的原因和解决办法，必要时可以配合心理治疗。

如"梦游"发作频繁，带来生活困扰并影响患者的安全，建议及时到专科门诊就诊，遵医嘱选用苯二氮䓬类药物治疗。

白天总想睡觉是怎么回事

　　白天总想睡觉，在睡眠医学中称为嗜睡，作为一种常见的临床症状，多见于以下两大类疾病。

　　1. 睡眠呼吸暂停综合征　又称睡眠呼吸暂停低通气综合征，是指患者每晚 7 小时睡眠过程中呼吸暂停反复发作 30 次以上或者睡眠呼吸暂停低通气指数 ≥5 次 / 小时并伴有嗜睡等临床症状。**发病是一个渐进的过程，常常是几种病因共同起作用的结果，特别在体重增加、上呼吸道感染、心脏病、仰卧位睡眠、饮酒及服用镇静催眠药等诱因下病情会明显加重。**临床表现和症状主要来自上呼吸道狭窄、阻塞和由此造成的血氧饱和度下降。主要临床表现有打鼾、梦多、日间嗜睡、晨起口干、头痛等。其治疗除戒烟酒、肥胖者减肥和控制饮食外，还可以通过手术治疗和呼吸机治疗。

　　2. 发作性睡病　发作性睡病的过度嗜睡症状指患者在白天的日常活动中、在不适当的场所睡着，并且难以控制，例如在吃饭、开车及工作中突然睡着。此类患者经常会有交通意外或工作意外的经历。但有一部分发作性睡病的患者却经常抱怨晚上失眠，这可能与夜间睡眠易被频繁的、无法解释的觉醒打断，无法一觉睡到天亮有关。虽然发作性睡病患者好像总是处于迷迷糊糊想睡觉的状态，但其一天 24 小时的总睡眠时间，并不比正常人长。

　　另外，因为发作性睡病有一定的危险性，所以患者在疾病尚未完全康复之前，还应注意以下两点：①不要让患者驾车、从事高空作业等单人操作或具有一定危险性的工作；②患者身边一定要有人陪伴，时刻注意患者的症状发生。

只有这样，才能保证在患者疾病康复之前不发生因疾病而导致的意外，这既是对患者本人负责，也是对患者家庭负责。

为什么有人能"秒睡"

秒睡与失眠相反，是以患者不论昼夜，时时欲睡，呼之即醒，醒后复睡为特征的一种睡眠异常的病症。这些睡眠阶段会经常发生在不合时宜的场景，例如当说话、吃饭或驾车时。因此其发生具有一定的危险性。

中医学中把这种思睡、多睡也称为"多寐""多眠""欲寐"等。中医学的嗜睡，包含着现代睡眠医学中发作性睡病、特发性睡眠增多、克莱恩 - 莱文综合征（Kleine-Levin syndrome）等。其中以发作性睡病发病率最高，本节主要介绍发作性睡病。

发作性睡病常在 10~20 岁出现，男性患者更多见，主要表现为患者白天出现阵发性不可抗拒的睡眠，常常伴有发作性猝倒、睡眠麻痹、入睡前幻觉以及夜间睡眠紊乱等症状。比如患者在走路、上课、工作、吃饭时突然睡着，甚至开车时也会突然睡着等。通过多导睡眠监测及多次睡眠潜伏期试验可以辅助本病的诊断。

发作性睡病的病因不明，一般认为是环境因素与遗传因素相互作用的结果。大约 8%~10% 的发作性睡病患者具有家族史，半数以上的患者是在一定的诱因下出现症状，如情绪紧张、压力过大、过度疲劳等，病毒感染也可能诱发，并且发作性睡病与人类白细胞抗原有高度相关性。发作性睡病是一种终身性睡眠疾患，可严重影响患者的生活质量，甚至酿成意外事故而危及生命。

发作性睡病的有效治疗需要规律的夜间睡眠与白天定时小睡，鼓励患者每天 8 小时或更多的夜间睡眠，规定睡眠时间与觉醒时间。患者每天白天定时小睡 2 次或 2 次以上，有助于维持觉醒状态，提高日间生活功能。

做噩梦是怎么回事

　　"做梦"是睡眠中的自然现象。有的梦是幸福快乐的，有的则是让人有不愉快体验的噩梦。噩梦常常伴随着恐惧、焦虑和不安，许多人都曾体验过噩梦所带来的不良体验，那做噩梦是怎么回事呢？若频繁做噩梦，我们应该怎么办呢？

　　在医学上，噩梦被称为梦魇，指人在睡眠中因噩梦突然惊醒，然后对梦境中的恐怖内容能清晰回忆，并心有余悸。目前，西医尚不明确噩梦发生的确切机制，中医认为噩梦多与情志因素相关，提出了心神不安理论。

　　西医发现精神因素可能与梦魇有关。人受到精神刺激或经历了非同寻常的生活事件后，容易出现梦魇，尤其是当这些生活事件带有恐怖色彩的时候。儿童在睡眠之前阅读、听到或观看了惊险恐怖的故事或电影、电视后，可能诱发梦魇。各种应激反应，特别是创伤性事件可提高梦魇的发生率，并加剧其严重程度。梦魇可成为患者对创伤性事件的一种反应方式，成年人在遭遇重大生活事件引起精神创伤后相当一段时间内，会经常发生噩梦和梦魇，这种创伤性梦魇可伴随终生。

　　另外，西医还发现一些药物可能导致或加剧梦魇，如左旋多巴与多巴胺受体激动剂、β受体阻滞剂（如普萘洛尔）及某些抗高血压药、某些抗精神病药物（如硫利达嗪和三环类抗抑郁药物）、苯二氮䓬类药物等。有时睡眠姿势不当或躯体不适也会诱发梦魇。比如睡眠中手臂或被子压迫胸部时，可在梦境中体会为恶魔压身、不能透气，因而呻吟、挣扎，出现梦魇。

因此当频繁出现噩梦时，我们首先要控制情绪、保持冷静，并结合自身情况分析原因，消除导致噩梦的不良因素。梦魇反复发作，次数较多者，建议在医生指导下进行系统规范诊治。

了解夜惊

夜惊，与梦魇有相似性，患者同样会在睡眠期间突然坐起尖叫、哭喊、双目直视或紧闭，表情非常惊恐。然而与梦魇不同，此时难以唤醒患者，即使唤醒，睡眠者也难以回忆起具体的场景，并伴有明显的自主神经兴奋症状，如心率快、呼吸急促、瞳孔扩大、大汗淋漓。一般发作持续 1~10 分钟，然后恢复入睡。该病可频繁发作，多则一晚数次。夜惊的儿童，自己对发作的情况事后多不能回忆。

本病一般在入睡后的 0.5~2 小时出现。常见于 4~12 岁儿童，发病高峰年龄为 4~7 岁，青春期后极为少见。男略多于女。

**引起夜惊的原因很多，主要与儿童的大脑皮层发育尚未
成熟有关。**当生活环境突然改变，或受到意外事故惊吓，或
睡前过度兴奋，或平时学习紧张、承受压力大，或睡前观看
恐怖电影、电视，听有关鬼怪的刺激故事时，就有可能会诱
发夜惊。

防治夜惊，需要一个良好的生活环境。建议家长协助儿
童养成良好的睡眠习惯，按时作息，睡前不要过度兴奋或过
量进食，避免过度责骂、体罚儿童，避免睡前观看恐怖题材
的节目。

另外，要保持和睦的家庭氛围。对学习有困难的儿童，
家长要端正心态，切勿期望值过高，以免给儿童施加过大的
压力，应积极帮助儿童采取各种措施克服困难。平时应让儿
童多参加各类活动，使儿童在心情愉快的情况下接受视觉、
听觉及运动等方面的刺激，提高儿童对周围事物的反应性及
动作的协调性，促进大脑发育。

另外，如果儿童经常出现夜惊，可以到医院做相关检查，
排除可能出现的相似的其他疾病，如癫痫等。夜惊预后良好，
一般随年龄增长而自行缓解，无须特殊治疗。对个别发作频
繁、可能有受伤危险的儿童可短期服用安定等镇静剂，中医
中药及针灸可用于辅助治疗。

打鼾是睡得好吗

　　打鼾是一种普遍存在的睡眠现象，目前大多数人认为打鼾司空见惯，并不太在意，还有人把打鼾看成是睡得香的表现。其实，打鼾可能是影响健康的一项危险因素，由于打鼾使睡眠呼吸反复暂停，造成间歇性缺氧，容易诱发高血压、冠心病、心律失常、脑血管疾病等，严重时甚至会发生猝死。

　　参照睡眠呼吸暂停的医学诊断，在每晚 7 小时睡眠中，呼吸暂停的人有 300~400 秒处于无氧吸入状态，血氧浓度低于正常值 8%~9%，这样夜复一夜，年复一年，支离破碎的睡眠，使氧气摄入明显减少，身体各重要部位缺血、缺氧，诱发各种严重疾病，如果脑细胞组织持续缺氧 4~6 分钟就会引起脑细胞的不可逆性死亡。53% 的患者脑血管意外发生在夜间睡眠时。Adir Y 等人于 2021 年在 *European Respiratory Journal* 发表的研究表明，打鼾与呼吸暂停是脑血管疾病独立的发病诱因。打鼾导致患者在夜间死亡率急剧增加，未经治疗的打鼾，病史在 5 年左右的病死率为 11%~13%，每小时呼吸暂停大于 15 次，8 年病史者，病死率为 37%，由此可知，睡眠呼吸暂停绝不是正常现象而是严重疾病。

　　对于青少年儿童，睡眠呼吸暂停还可导致其颌面部发育畸形、鼻炎、鼻窦炎、中耳炎、注意力不集中，长期缺氧可导致神经系统及内分泌系统紊乱，影响生长发育。

　　因此，如打鼾在每晚的睡眠中均出现，半夜还有憋气胸

闷，白天感到精力不足，甚至出现血糖、血压指标不稳定的情况，则需要引起重视，早就诊，早治疗。

磨牙的危害与原因

　　夜磨牙症的危害似乎不为人知。事实上，长期磨牙可引起牙齿殆面及其邻面的严重磨损，并发各种病症，顽固性磨牙症会导致牙周组织破坏，牙齿松动或移位，牙龈退缩，牙槽骨丧失。

　　咀嚼食物也摩擦牙齿，但对牙齿很少有损害，这是因为咀嚼时，上下牙齿之间的食物好似垫子，同时还有充分的唾液，使牙齿滑润，所以牙齿就不容易被磨损。吃饭时看上去咀嚼了很长时间，但大部分时间牙齿是在上下运动。

　　由于磨牙使牙齿强烈地叩击，缺乏食物缓和，造成保护牙齿表面的牙釉质过分磨损，使牙釉质下的牙本质暴露出来。轻者对冷、热、酸、甜等刺激食物过敏；重者可导致牙龈经常出血、发炎，牙齿松动甚至脱落。

　　此外，长期磨牙还可引发一系列的并发症。如长期磨牙导致咀嚼肌得不到休息，造成咀嚼肌的疲劳和疼痛；严重时引发头痛、颈背部阵痛等；还会导致睡眠质量下降、记忆力减退、引发口臭或口腔异味、损伤听力和味觉，导致心理抑郁而悲观厌世甚至产生轻生等可怕后果。

引起磨牙的原因有很多，包括胃肠道有寄生虫、缺钙、精神压力大、俯卧睡姿、牙齿咬合不协调、遗传因素等。而中医学认为积食、脾胃积热是引起磨牙的主要原因，通过中医清泄胃肠积热可获得理想的治疗效果。因此，夜磨牙症患者必须给予足够的重视，特别是长期磨牙者，更要及时采取治疗措施，以免延误病情。

睡梦中拳打脚踢，究竟是怎么回事

　　45 岁的王先生最近饱受"噩梦"困扰，1 个月前妻子发现他在熟睡时经常大喊大叫、四肢挥舞，或拳打脚踢、猛烈翻滚，甚至还从床上掉下。王先生醒后心有余悸，还能回忆起梦中的情景，有时是自己开车坠下了悬崖，有时是在和坏人搏斗。糟糕的情况还在继续，发生的次数越来越多，几乎每周都有一两次。

　　王先生经常把自己撞得鼻青脸肿，有几次还打伤了妻子。为此，他感到非常恐惧，只能到医院求助，通过医生诊断，这才知道原来是"快速眼动期睡眠行为障碍"在作怪。

　　快速眼动期睡眠行为障碍（rapid eye movement sleep behavior disorder，RBD），以快速眼动期间伴随梦境出现肢体活动为特征的睡眠障碍，发作时有暴力行为，容易误伤到自身和同床者。

　　RBD 可发作于任何年龄，一般常见于中老年人，男性居多。本病核心特征是噩梦和异常的睡眠行为，主要包括恐怖或暴力的梦境，与梦境相关的梦呓、肢体行为和情绪反应，相当于"把噩梦付诸行动"。患者在睡眠期间会出现肢体动作或暴力行为，如拳打脚踢、翻滚跳跃，甚至是殴打同床者、从床上坠落等，清醒后他们还能记得梦的内容，却不知道自己做了什么。

出现"梦中拳打脚踢"症状，患者及其家属要引起重视，及时到正规医院的睡眠科就诊。2019 年，Jiang H 等人在 *Molecular Neurobiology* 上发表的文章表明，RBD 还与帕金森、路易体痴呆等神经系统疾病密切相关，RBD 的表现常常是这些疾病的前驱症状，有类似症状的患者应及时就诊排查相关神经系统疾病。

到医院后医生将结合患者的临床症状和多导睡眠监测结果进行诊断，除此之外，筛查问卷、睡眠问卷也可帮助筛查。

治疗 RBD 常用药有氯硝西泮、褪黑素等，建议患者在专业医生的指导下使用。

患者的家属可以通过在地板上放置床垫、用软物包裹家具边角、睡前关窗或者安装防盗网等为患者提供安全的睡眠环境。还可以在睡前移去潜在的危险物品，如利器、水杯等。安全起见，医生往往会建议患者在症状得到控制前尽量避免与家属同床住。

4

第四章

睡眠质量的评估及管理原则

很多失眠患者认为

失眠是一种疾病，

治疗方案就是

服用镇静催眠药。

事实上，

"失眠"是一种症状，

许多疾病都可能伴随这种症状。

在睡眠障碍的诊治中，

医生需要完善必要的检查，

明确失眠的病因，

进而制订针对性的治疗方案。

睡眠质量的自我评估

　　如何对睡眠质量进行自我评估是很多读者关心的问题，本小节将为大家提供两种睡眠质量的自我评估工具，它们分别是睡眠日记和主观睡眠问卷。

　　睡眠日记是关于睡眠相关信息的每天记录。需要在晨起及临睡前完成，一般需要记录至少 2 周的睡眠情况。需要记录的内容包括：就寝及起床时间，入睡和觉醒的时间，白天的精力状况及日间小睡的情况，是否使用催眠类药物，酒精、咖啡因、烟草的使用情况等。常用的睡眠日记样式详见附表一。

　　通过睡眠日记可以了解被测试者的睡眠时长和作息规律，帮助医生分析造成被测试者失眠的原因，如睡眠节律是否发生变化、睡眠卫生是否不良等，从而给予更有针对性的建议。治疗期间持续进行睡眠日记的记录还可以帮助医生观察治疗效果。

　　被测试者检查自己的睡眠日记可以客观地了解自己的睡眠模式，发现与睡眠相关的问题，寻找可以改善睡眠的方法，如规律作息，避免熬夜或赖床；适当增加户外活动，接触阳光；下午不喝咖啡、茶等兴奋性饮品。有趣的是，临床中，部分被测试者通过检查睡眠日记发现自己并不存在所担心的睡眠问题，"睡眠焦虑"自然就解决了。

　　主观睡眠问卷是临床常用的睡眠测评工具，包括睡眠质量评估、日间思睡程度评估、睡眠呼吸暂停评估等。

　　常用的睡眠质量评估包括匹兹堡睡眠质量指数量表（附表二）和失眠严重程度指数量表（附表三），通过这两个量表可以直观地对患者最近 2 周至 1 个月的睡眠质量进行评估。若评分超出正常范围，则提示你需要前往睡眠专科进行诊治。

　　患者日间的精力状况是睡眠质量的重要提示因素，如果你经常感觉日间精力不足、昏昏欲睡，可以尝试通过 Epworth 嗜睡量表（附表四）进行自我评估，若结果提示存在过度思睡，则建议及时前往睡眠专科就诊。

　　打鼾的人群则可以通过柏林问卷（附表五）、Stop-bang 量表（附表六）评估患阻塞性睡眠呼吸暂停低通气综合征的风险。若量表结果提示高危则应及时前往睡眠专科就诊。

睡眠手环监测有什么作用

如今智能手环的功能越来越多，除了监测运动状况外，还能够监测睡眠质量。许多人经常会使用智能手环进行睡眠监测，根据手环监测的结果进行睡眠质量的评估，如果结果欠佳，就会产生担忧情绪，甚至焦虑不安。那么，智能手环究竟是如何工作的，普通百姓应当如何使用呢？

智能手环监测睡眠的原理常见的有两类：一类是通过感受人体的运动状况来判断睡眠深度，如监测到人体无活动就认为是深睡眠状态，监测到轻微活动就认为是浅睡眠状态。事实上，人们可能长时间清醒地躺在床上而身体不动，或在深睡眠状态下翻身，仅仅通过肢体活动来判断睡眠情况并不准确。另一类手环是通过传感器采集体位、呼吸、心率、血氧饱和度等数据来推断睡眠情况，其灵敏度及准确度也不够理想。

在临床上，监测睡眠的工具是多导睡眠监测仪。通过连续整晚监测患者的脑电、肌电、呼吸、心率、血氧饱和度、体位等，给出相应的睡眠数据，包括睡眠时长，深睡眠与浅睡眠的比例，夜间血氧状况和夜间肢体活动情况等，这样准确而全面的数据才是判断睡眠质量的"金标准"。

由此可见，**睡眠手环作为一种睡眠监测辅助设备，可以在一定程度上反映睡眠的情况，如大概的睡眠时长、夜间心率等，作为一个简便的参考工具，而非"检查结果"**。若怀疑患有睡眠疾病，建议前往睡眠专科就诊，请医生进行专业的判断和诊治。

失眠的辅助检查有哪些

很多失眠患者认为失眠是一种疾病，治疗方案就是服用镇静催眠药。事实上，"失眠"是一种症状，许多疾病都可能伴随这种症状。 在睡眠障碍的诊治中，医生需要完善必要的检查，明确失眠的病因，进而制订针对性的治疗方案。

根据对门诊及病房失眠群体的观察，心血管疾病、脑血管疾病、内分泌疾病、消化道疾病和风湿免疫类疾病的患者出现睡眠障碍并到睡眠专科就诊的比例较高。

比如部分患者因胸闷、心悸影响夜间睡眠前来就诊，那就需要警惕是否伴随心血管系统疾病，需要完善心电图、心脏彩超等相关检查。心血管疾病如心力衰竭可能伴有气喘、不能平卧、下肢水肿等，都是完善心血管相关检查的指征。

有些人认为："失眠是大脑功能出问题了，要对大脑做检查"。没错，很多神经系统疾病都会伴随失眠，如脑卒中、癫痫、痴呆和帕金森病等。若医生在诊治过程中发现患者在失眠的同时伴随神经系统症状，如头痛、头晕、认知功能下降、肢体颤抖等，建议完善神经系统相关检查，如头颅 CT、MRI 等。

一些内分泌疾病，如甲状腺功能亢进症、甲状腺功能减退症、糖尿病、更年期综合征等，并发睡眠障碍的概率较高。若失眠的同时伴随内分泌疾病相关症状，需要完善甲状腺激素、血糖、性激素等相关检查，以明确诊断。

《黄帝内经》中提到，"胃不和则卧不安"。胃肠功能紊乱患者发生睡眠障碍的比例较高。失眠伴有胃肠道症状的患者需完善胃肠镜、14C-尿素呼气试验等。

　　风湿免疫类疾病，如类风湿关节炎、系统性红斑狼疮等，由于患者免疫功能紊乱，往往会出现情绪与睡眠问题，并且此类疾病具有病程长、治疗难度大、易复发等特征，容易产生并累积不良情绪，进一步加重失眠症状。因此，若伴有上述疾病的相关症状，患者需完善风湿因子、自身免疫抗体等检查。

　　其他疾病，如失血过多、缺铁等造成的贫血等也会引发失眠。电解质紊乱，如高钾或低钾引起的心律失常，缺钙引起的手足抽动或关节疼痛，也会影响睡眠。此类患者需要完善血常规、血生化、微量元素等检查。

　　睡觉打鼾、睡眠时腿脚抽动等也会导致失眠，此类患者需要完善多导睡眠监测，该检查为睡眠障碍诊断的"金标准"。

　　由上可见，完善与失眠共病的辅助检查，对明确失眠病因有重要作用。

多导睡眠监测

前文详细介绍了常见的睡眠障碍类型，如失眠、睡眠过多、异态睡眠等。而多导睡眠监测是诊断以上睡眠障碍的"金标准"。

多导睡眠监测包括日间的睡眠监测和夜间的睡眠监测。一般在医院的睡眠监测室进行，随着便携设备的出现，也可以将监测设备带回家进行监测。在监测过程中，仪器会连续采集身体的各种信号，如脑电图、眼电图、肌电图，以及胸部运动、腹部运动、鼻腔气流等 10 余项指标。通过这些指标可以正确评估睡眠潜伏期、睡眠结构、睡眠效率、夜间血氧饱和度、心率、肢体运动情况等，从而准确诊断睡眠类疾病，如失眠、睡眠呼吸暂停综合征、发作性睡病、睡行症等。

多导睡眠监测在临床上最常用于睡眠呼吸暂停综合征患者的筛查及诊断。这类患者在睡眠期间因摄氧量不足，夜间血氧饱和度下降，常出现呼吸不畅、打鼾、憋醒等症状。这种情况不仅影响睡眠质量，长期缺氧还会对心脑血管产生不良影响，如增加高血压、糖尿病、脑卒中、心肌梗死等风险，严重者可导致猝死。因此，及时进行多导睡眠监测可以了解患者夜间血氧饱和度情况及睡眠结构，帮助医生明确诊断，从而采取合适的治疗方法，降低患心血管疾病的风险。

除睡眠呼吸暂停综合征的筛查及诊断外，还有哪些患者需要进行多导睡眠监测？

失眠超过 6 个月，若治疗无效，则为慢性失眠，为进一步排查失眠原因，建议完善多导睡眠监测；睡眠期间拳打脚踢、梦游的患者，可能存在受伤、伤人的风险，需要完善多导睡眠监测；白天过度思睡、日间活动中突然睡着的患者，建议完善日间多导睡眠监测。

做多导睡眠监测，有如下注意事项。

监测前 3 天测试者应禁止饮酒，当天禁止喝咖啡、可乐、茶等含咖啡因的饮品；监测开始前测试者需避免剧烈运动，保持精神、情绪稳定，以免影响睡眠；监测当天测试者尽量不服用镇静催眠药，若已经长期规律服用此类药物，监测当晚一般无需停服，但需告知医生；测试者患呼吸道疾病期间建议暂缓进行多导睡眠监测，以免影响呼吸监测结果。

可见，多导睡眠监测不仅能够监测睡眠质量，还能够明确失眠原因，为患者的下一步治疗提供重要依据，是睡眠类疾病的重要检查方法。

睡眠管理的总体目标

睡眠的作用及其重要性我们在第一章进行了详细的阐述，相信读者们也对自己的睡眠质量非常重视。当出现睡眠问题时，个体的生活质量会受到影响，还可能出现多种身体和心理健康问题，因此对睡眠进行科学管理非常重要，而管理的前提是有正确的管理目标。

大部分睡眠障碍是由轻至重逐渐发展形成的，初期可能是偶尔出现睡眠质量下降，逐渐发展成为失眠，**随着病程变化，症状由失眠转化为失眠、负面情绪与躯体不适共见。即"亚健康睡眠——早期和/或短期失眠——长期慢性失眠——失眠伴发其他疾病"的疾病发展过程。**

对于这类人群，睡眠管理的总体目标是重视早期防治，防止短期失眠转化为慢性失眠。当发生长期的慢性失眠时，治疗目标在于通过治疗改善睡眠质量和增加有效睡眠时间，消除失眠伴发的不良情绪及躯体不适，同时恢复日间社会功能，提高生活质量。

当然，人们发生睡眠障碍的原因不同，除上述情况外，部分人发病可能与环境变化有关，如迁居至很远的地方生活；部分人发病可能与生活事件有关，如重要的亲人/朋友离世或遭遇自然灾害；部分人可能从儿时就睡眠质量不佳、眠浅易醒等。

而这类人群的治疗目标是对因、对症治疗，改善睡眠质量，提升生活质量。

　　总体来说，睡眠管理总体目标是拥有优质睡眠。每个人都应该树立"未病先防"的意识，避免睡眠问题进一步发展。若因特殊因素（如搬迁、生活事件等）出现睡眠障碍，则应及时对因、对症治疗，帮助自己尽快恢复正常睡眠。

失眠干预方式与治疗策略

　　目前睡眠管理的常用干预方式包括生活方式调整、中医药治疗、心理治疗、物理治疗、镇静催眠药等。本文仅讲述基本原则，详细内容可参阅相关文章。

　　生活方式调整包括饮食、作息、运动管理等内容，是所有治疗手段起效的重要基础。良好的生活方式包括顺应昼夜和四时节律、规律作息、健康饮食等。具体可参照本书推荐的科学作息、饮食和运动方式。

　　若已发生睡眠障碍，单纯进行生活方式调整是不够的。中医药治疗是较为安全有效的治疗方式，深受百姓信赖及喜爱。中医药治疗包括中草药、针灸、推拿、拔罐、穴位贴敷等，疗效确切、副作用少，是治疗失眠的重要方法。

心理治疗主要针对睡眠认知不良、伴随情绪问题的失眠患者，包括睡眠认知行为治疗、放松训练、催眠等。

随着科技的发展，失眠的物理治疗也取得了较大进步，其中经颅磁刺激、生物反馈治疗、经颅微电流刺激疗法等，是临床常用的辅助治疗的方法。

镇静催眠药，也就是人们常说的"安眠药"，是临床常用的治疗手段。此类药物能帮助失眠者快速进入睡眠状态，但需要在专业医生的指导下方可使用。

失眠的干预方式多种多样，重点在于根据个体差异及失眠的严重程度制订合适的治疗策略。**大家如属亚健康睡眠，仅偶有失眠症状，当以生活方式调整为主。轻度失眠时，以中医干预方法为核心。中度失眠时，在中医干预方法为核心的基础上，必要时配合规范的心理治疗，可根据情况按需、少量使用镇静催眠药。重度失眠时，遵医嘱服用镇静催眠药，同时结合中医治疗、心理治疗等综合方案，最大程度地恢复高效睡眠。**

5

第五章

睡眠的节律密码

个体的实际睡眠觉醒时间

与内源性睡眠觉醒时间

保持一致时

可以获得最佳睡眠

什么是时差变化综合征

睡眠的节律密码隐藏在昼夜节律和四季节律中。昼夜节律是人类为了适应地球环境，保持机体内环境稳定与内外环境同步协调而形成的重要节律，呈现以 24 小时为周期的节律特征。**个体的实际睡眠觉醒时间与内源性睡眠觉醒时间保持一致时可以获得最佳睡眠。**

睡眠 - 觉醒障碍是指个体睡眠 - 觉醒节律与环境所允许的睡眠 - 觉醒节律之间不同步，导致患者出现失眠或嗜睡，并对睡眠质量持续不满的状况，患者对此感到苦恼，出现忧虑或恐惧情绪，并引起精神活动效率下降，妨碍社会功能。在睡眠 - 觉醒节律的变化过程中，常伴随着一系列与之同步的生理与生化演变，如体温、激素分泌及脑代谢等，一旦发生紊乱可产生昼夜节律失调性睡眠觉醒障碍。最经典的例子有时差变化综合征和倒班综合征等。

人坐飞机经常遇到的在快速跨越 2 个及以上时区后，生物钟被打乱而出现的一种昼夜节律失调性睡眠觉醒障碍，可表现为睡眠紊乱、失眠、日间疲劳或思睡等症状。

1931 年"时差变化综合征"被提出，其主要对象是针对环球旅行者。20 世纪 70 年代，美国、日本学者对飞行员的进行调查，发现有 88.3% 的飞行员体验过时差变化综合征的症状。随着旅游业的迅速发展，航空飞行的大众化，越来越多的旅行者会发生时差变化综合征，因此对其进行积极防治具有现实意义。

如何调整时差，避免失眠

　　上文对"时差变化综合征"进行了解释，对旅行者来说，这是一个常见的且令人不快的挑战，影响旅行体验。那么，如何有效调整时差避免失眠？

　　1. 提前调整睡眠时间　在旅行出发前几天，根据目的地的时区，提前调整作息时间。如果你计划前往东方，可以提前就寝时间；如果你计划前往西方，则可以推迟起床时间。飞行前保持充足的睡眠利于适应时差。

　　2. 制订合理的旅行计划　尽量选择与目的地时间相符的航班，有助于旅行者减轻时差的影响。如果到达时间为白天，旅行者可在飞机上适当入睡。到达当天不宜剧烈运动或过度劳累，以适应新环境为主。

　　3. 飞行期间适当活动　长时间的飞行过程中，久坐、不适当的姿势和紧张均可加重时差变化综合征。建议旅行者适当活动身体，避免久坐，保持心情舒畅。

　　4. 保持水分和饮食平衡　在旅行前后，旅行者应避免摄入过多的含咖啡因和酒精的饮品，可以预防睡眠障碍；确保身体水分充足和平衡饮食也很关键，旅行者在飞行期间充分饮水，可减少便秘，这有助于减轻时差变化综合征的症状。

　　5. 合理利用光照　阳光是影响身体内源性昼夜节律的关键因素。旅行者到达目的地后，接触当地自然光照，可加快适应新环境。

6. 适应目的地时间　旅行者到达目的地后，作息规律应与当地时间保持一致，逐渐适应当地时间。若到达时间为晚上，建议入睡，与当地时间保持一致。若达到时间为白天，则建议活动。若旅途劳累，可以适当小睡，以缓解疲劳为主，不建议长时间睡眠。

没调整好时差，失眠怎么办

　　时差变化综合征通常是暂时的，通过调整可以与新的环境周期保持一致。通过采取上文介绍的调整方法，大家可以有效地减轻它带来的影响，避免失眠和疲劳。如果没调整好时差，仍旧失眠该怎么办呢？

　　1. 不强迫自己入睡　如果你在床上躺了很长时间仍然无法入睡，不要焦虑。可以尝试本书介绍的助眠放松技巧，如深慢呼吸、穴位按摩等方法。如果实在无法入睡，可以起床做一些轻松的事情，直到感到困倦为止。

　　2. 避免长时间午睡　虽然旅行者在旅行后可能感到疲劳，但尽量避免长时间的午睡。午睡可能会破坏夜间睡眠，导致失眠。如果你感到非常疲劳，可以选择短时间的午睡，但不要超过 30 分钟，并尽量在下午的早些时候进行。

3. 寻求专科医生帮助　如果你经常需要飞行，遇到严重的时差问题和失眠，建议寻求专科医生的帮助。在医生的指导下口服小剂量褪黑素利于入睡，或按需服用镇静催眠药和促醒药物，改善飞行后的失眠和疲劳，或根据体质制订个性化的诊疗方案，提高适应新环境的能力。

倒班综合征

这是一种因个体工作时间与社会常规工作时间不一致，导致失眠和日间过多思睡的睡眠 - 觉醒障碍。常因夜间工作，白天睡觉，导致昼夜节律紊乱，睡眠补偿不足及自主神经功能紊乱。

多数夜班者并不引起倒班综合征。2003 年，Akertsedt T 在 *Journal of Occupational Medicine and Toxicology* 上发表文章指出，据统计推断，夜班或轮班工作者的发病率在 2%~5%。主要临床表现为失眠或思睡，若难以调整，也可导致慢性睡眠障碍，加重已有的胃肠道疾病，或促使心脑血管疾病、糖尿病等发生。

　　既然睡眠 - 觉醒障碍有如此多的危害，我们应该如何预防和治疗呢？其实对于此类失眠，**最理想的方法是尽快适应新的昼夜节律，逐渐调整自己的睡眠 - 觉醒节律。**值得注意的是，对于频繁倒班的人，如果长期失眠或失眠已经影响到生活以及工作，应尽快到权威、正规的医院进行全面检查及诊治，以免对身体造成更大的损害。

倒班族如何调节睡眠

　　"倒班族"是指经常有夜间工作或轮班的人。倒班导致工作人员工作和休息时间不规律，甚至与正常的生物节律冲突，睡眠容易受到干扰，出现入睡困难、眠浅、白天困倦等睡眠问题。常见倒班工作者有环卫人员、餐饮人员、安保、医护、警察、工程人员和司机等。作为失眠潜在人群，在倒班制工作下，如何调节睡眠便显得尤为重要。

　　首先，**在夜班工作开始前 2~3 小时，工作人员可以适**

当小睡 1~2 小时，保证夜班精力充沛。夜班时工作人员合理利用光线调节，使用日光灯提高工作环境的光线，避免在昏暗的环境下工作，以抑制褪黑素的释放，避免工作期间困倦。夜班期间应注意劳逸结合，工作人员在工作间隙可适当小憩，但时间不宜过长，避免越睡越困；可不定时地伸展身躯、活动肢体；或采用本书介绍的中医调息方法凝气调神。饮食上工作人员应以轻量饮食为主，保持舒适的胃肠道状态，保证足够的水分摄入。

中医认为睡眠是"阳气入阴"的过程，顺应白天的阳气升发，夜寝易安眠。因此，**建议工作人员夜班后尽量保持白天的生活节奏，避免上午"补觉"**，可以适当安排相对轻松的活动，如准备餐食、洗漱、家庭清洁打扫、阅读、陪孩子玩耍、看电影等，忌剧烈运动。**中午可午睡 1~2 小时以恢复精力，即睡"子午觉"**。午睡时建议房间安装深色不透光的窗帘，必要时可佩戴眼罩和耳塞。午睡后建议到户外散步，接触明亮的光线，与人交流互动。晚上尽可能在接近平时入睡的时间就寝，次日按时晨起，重新调整生物节律。

最后，倒班者的日常睡眠卫生习惯、饮食、运动管理更应遵循本书所论述的原则，避免其他不良习惯对睡眠的影响。为建立相对稳定的生物节律，可遵循顺时针安排规律性轮班，如按"早班 - 白班 - 晚班 - 休息"模式进行，有助于提高对倒班的适应性，减轻临床症状。

此外，工作人员如因长期夜班出现体质偏颇，如气血虚、肝火旺等，应及时寻求专业的中医师调理；倒班期间，如在自我调节睡眠的过程中出现入睡困难，可在医生的指导下，选用褪黑素或半衰期短的镇静催眠药物，如唑吡坦、右佐匹克隆等辅助调节。

从中医的角度读懂睡眠健康密码

古有"吃人参不如睡五更"的说法。好睡眠比滥用补品更有益于健康。关于睡眠，中医有以下几方面认识。

1. 中医对睡眠的理解 《黄帝内经》记载："昼精而夜瞑"。睡眠是人对自然界昼夜节律的一种生理适应。一日之内，天地阴阳规律性地消长变化，形成白昼阳气盛与黑夜阳气藏的特点。古人便是在这样的自然规律之下，形成"日出而作，日落而息"的作息习惯。因此形成人体白昼清醒，夜晚困意来袭至入睡的生理节律。若无法顺应此节律，便出现"失眠"。

2. 中医对失眠的认识

（1）生理性失眠：《灵枢·营卫生会》中记载："老人之不夜瞑者，何气使然？少壮之人，不昼瞑者，何气使然？"意思是随着年龄的增长，睡眠的质与量都会受到气血盛衰的影响而发生变化。年轻人气血盛满，气道通畅，营卫调和，升降有序，故能安枕而卧，白天精力充沛；而老年人气血已衰，肌肉枯槁，气道滞涩不通，五脏之气难以互相沟通协调，导致营卫失调，无法按正常规律运行，因此夜里难以入睡，白天精力不充沛。

（2）病理性失眠：《灵枢·邪客》提到，如逆乱之气侵入五脏六腑，负责防卫的卫气被激活，只能护卫在脏腑之外，无法按正常生理规律，在夜间收敛潜藏。即精神已经疲惫，但由于身体持续亢奋，因而无法进入休息状态。

3. 中医对改善睡眠的指导　中医讲求天人相应，效法自然是睡眠养生调理的不二法则。中医推荐的效法自然除了适应昼夜节律，还有根据四时阴阳的变化，进行睡眠的四季养生调理。《黄帝内经》提倡顺应春生、夏长、秋收、冬藏的自然节律，推荐的睡眠时间在下文中讲述。

睡眠的四季养生之道

《黄帝内经》中推荐的适应春、夏、秋、冬四季的养生睡眠时间如下。

春季： 五行属木，宜养肝，春生（生发），睡眠时间短。

夜卧早起——晚点睡、早点起，结合现代生活实际，建议 23:00 前就寝，5:00—7:00 起床。

夏季： 五行属火，宜养心，夏长（生长），睡眠时间短。

夜卧早起——晚点睡、早点起，建议作息同春季。

秋季： 五行属金，宜养肺，秋收（收藏），睡眠时间增加。

早卧早起——早点睡、早点起，建议 21:00—22:00 就寝，5:00—7:00 起床。

冬季： 五行属水，宜养肾，冬藏（闭藏），睡眠时间最长。

早卧晚起——早点睡、晚点起，早睡同秋季，21:00—22:00 就寝，晚起指大约在日出 7:00 后起床。

季节性失眠

当季节交替、天气变化时，气压会出现波动，可使人出现入睡困难、易醒等症状，这种现象常称之为"季节性失眠"。对于本就有失眠障碍的人而言，换季时期的睡眠状况会更加糟糕。

面对季节性失眠，总体而言可以通过三个方面改善，一是调节室温；二是提升睡眠专注度；三是调理身体。

1. 调节室温　2014 年，Li Lan 等人在 *Building and Environment* 上发表文章指出，最适合人入睡的室内温度是 26℃，过高（如 30℃）或过低（如 23℃）的环境温度均会不同程度地影响睡眠质量。在26℃室温下，实验对象的慢波睡眠持续时间最长，主观睡眠质量评分最高。因此，冬/夏季可以通过调节室内温度，帮助入睡。

2. 提升睡眠专注度　睡眠是需要专注的一件事情，所以睡觉前不宜过多思虑，最需要做的就是放松身体、平静心情、专注呼吸，帮助增加睡意。

3. 调理身体

（1）睡前泡脚：睡前1~2小时可以泡脚，让手脚都暖和起来，睡前泡脚不仅可以改善两脚冰凉的症状，还可以起到安神、助眠的作用。

通过水的温热作用，可以舒张两脚的毛细血管，加速全身血液循环。同时，足部的神经末梢与大脑紧密相连，足部的温热刺激，对大脑皮质产生抑制作用，降低大脑活动，使人产生倦怠感，更易入睡。

（2）饮食和运动：冬季非常适合喝汤或者吃一些温热性的食物，帮助调理身体，让血液循环更通畅，这样睡眠质量也会更好。

运动对睡眠也有不错的益处，可以进行一些有氧运动，如慢跑、跳绳、健身操等，利于增强体质，提高身体免疫力。

2023年，Alnawwar MA在 *Cureus Journal of Medical Science* 发表的文章指出，在早上或下午运动是可以改善夜间睡眠质量的。日落后不建议进行剧烈运动，这样做会激活我们的肌肉，增强兴奋感，使人更加难以入眠。

下面将向大家介绍不同季节的睡眠养生方法。

春季睡眠养生策略

春天是阳气生发的季节。《黄帝内经》记载："春三月，夜卧早起"，晚上保证足够的睡眠时间，早上早些起床，以顺应自然界万物复苏的生发之气。

1. 药膳调理

（1）柴胡决明子粥

1）材料：柴胡15克，决明子20克，菊花15克，大米100克，冰糖15克，水适量。

2）做法：将柴胡、决明子、菊花过水洗净，加水煎汤，去渣取汁。再将大米放入锅中，加入药汁和适量水，煮成粥，趁热加入冰糖至溶化。

3）功效：清肝泻火，镇心安神。适用于急躁易怒，头晕头痛，胸闷胁痛，口干口苦，面红目赤，口渴喜饮，大便秘结等肝郁化火型失眠。

（2）酸枣仁粥

1）材料：远志15克，炒酸枣仁10克，粳米75克，水适量。

2）做法：将粳米淘洗干净，放入适量清水至锅中，加入洗净的远志、酸枣仁，大火烧开后转小火煮成粥。

3）功效：疏肝解郁，宁心安神。适用于胸胁胀满，喜叹息，时有头晕，面色萎黄，眼圈发黑，难以入睡，睡后易惊醒等肝郁血虚型失眠。

（3）猪肝绿豆粥

1）材料：新鲜猪肝 80 克，枸杞子 20 克，绿豆 50 克，粳米 80 克，食盐适量，适量水。

2）做法：先将绿豆、粳米洗净，加水同煮，大火煮沸后，改用小火慢慢熬，八成熟之后，再将切成片或条状的猪肝以及枸杞子放入锅中同煮，煮后加盐调味。

3）功效：补肝养血安神。适用于面色萎黄无华，频频哈欠，多疑心烦，时悲时喜，手足麻木，视物模糊等肝血不足型失眠。

2. 穴位按摩

（1）太冲：太冲位于足背，第一二跖骨结合部前下方凹陷处。建议每天用大拇指在两足趾间从下向上推揉 3 分钟，具有清泻肝火、调畅气机的作用。

（2）肝俞：肝俞在背部第 9 胸椎棘突下，后正中线旁 1.5 寸的位置。肝俞是肝脏元气聚集的位置，有滋补肝阴的作用，是养护肝脏不可缺少的穴位。建议每天用拇指指腹点按穴位 5~8 分钟，按压力度以有酸、胀、痛感为佳，可家人之间互相按压。

（3）涌泉：涌泉位于足底，蹠足时足前部凹陷处。建议每晚睡前以右手指搓左脚心，以左手指搓右脚心，搓揉直到局部发红、发热为止，有清泻心肝之火、滋养肾水、安神的作用。

夏季睡眠养生策略

　　夏季阳气旺盛，是万物生长的时节，也是人体阳气容易外泄的时期。天气炎热、出汗过多则耗伤阴津，导致入睡困难、早醒等症状。此时应注意避暑清热、滋养心阴，预防失眠。

　　1. 药膳调理　夏季饮食宜清淡，易消化，若汗出过多，应适量补充盐分。不宜过食冷饮，否则易使脾胃受寒，引起胃肠疾病，影响睡眠。

　　常用时令食材：荷叶、绿豆、西瓜、苦瓜、黄瓜、葛根、白扁豆。

　　葛根西瓜汤

　　（1）材料：葛根粉10克，西瓜250克，苹果100克，白糖50克，适量水。

　　（2）做法：将西瓜、苹果洗净去皮切小丁备用。净锅上火倒入水，调入白糖烧沸，加入西瓜、苹果，用葛根粉勾芡即可。

　　（3）功效：清热解暑，生津止渴，泻火除烦，益胃安神。适合暑热烦渴、胸闷不舒、躁烦难眠者。

　　2. 适当运用中医药预防暑湿　藿香正气水、六一散、酸梅汤等有助于防暑。

　　3. 防止暴晒，切勿贪凉　夏季暑热湿盛，人外出应防晒遮阳，居住的房间应通风凉爽，可适当降低室温，防止中暑。另一方面，人睡眠时，空调或风扇不要直接对着头部、身体吹，以防着凉引发头痛。平素气血虚弱之人，夏天贪凉容易引起面瘫、腰椎间盘突出症、手足麻木等。

保持平和的心态、合理的膳食、顺应自然的生活方式，有助于改善睡眠，保持健康。如果经过自我调整，失眠仍未见好转，建议前往心理睡眠科就诊，明确诊断，及时治疗。

秋季睡眠养生策略

秋季是收获的季节，气温由热转凉，天气干燥，昼热夜凉，呈现出"阳消阴长"的过渡阶段，人体阳气也随自然由长到收，容易出现"秋乏""悲秋"现象。因此，秋季的睡眠养生应早睡早起，增加夜间睡眠时间，舒畅情志，准备迎接冬季的来临。

1. 药膳调理 秋季干燥，饮食注意保肺津，少食辛辣，适当增食酸味、甘润的食物。常用时令食材，如柿、梨、杏、百合、山药、银耳、菊花和蜂蜜。适当多吃干果，还能预防便秘，如芝麻、胡桃仁、麻子仁、杏仁和松子等。

润燥安眠茶

（1）材料：菊花10克、南杏仁15克、枸杞子15克，梨200克，水适量。

（2）做法：将梨洗净去皮切小丁备用。菊花、南杏仁、枸杞子冷水浸泡20分钟，煎煮15分钟，再加入梨煮10分钟，代茶饮。

（3）功效：润燥养阴，宁心安神。适用于秋季口干、鼻咽干燥、皮肤干燥、干咳少痰、入睡困难者。

2. 未病先防 秋季是呼吸道疾病的高发时期，如过敏性鼻炎、急慢性支气管炎、支气管哮喘、慢性阻塞性肺疾病等病，疾病的发作会影响睡眠。因此，肺脾气虚、痰湿体质或患有呼吸道疾病的人群建议提前找中医师调理，未病先防。

冬季睡眠养生策略

冬季是阳气封藏的季节。《黄帝内经》记载："冬三月，此谓闭藏，水冰地坼，无扰乎阳"。冬季睡眠养生适应自然的法则应以闭藏为主。

1. 药膳调理　冬天寒气凛冽，饮食养生应以"藏热量"为主，可以多吃温性、热性以及具有温补肾阳功效的食物进行调理，如核桃、板栗、腰果、羊肉、牛肉等。冬天养肾，肾主黑色，宜吃黑芝麻、黑米、黑豆、熟地黄等。

当归羊肉萝卜汤

（1）材料：羊肉 300 克、白萝卜 300 克，当归 15 克、党参 15 克，生姜 5 片，食盐适量，水适量。

（2）做法：将羊肉、白萝卜切块，净锅上火倒入水，加入当归、党参、生姜一同煲煮 40 分钟，少量食盐调味。

（3）功效：温中补虚，养血安神。适用于手足冰凉、入睡困难、眠浅易醒者。

冬季也是膏方进补时节，患者可在专业医生指导下，根据体质，辨证用膏。

2. 睡眠起居，保暖为要　冬季起居要注意室温相对恒定，以 24~29℃为宜。室温过低易引发心肺疾病，如慢性支气管炎、支气管哮喘、肺心病、脑卒中等，易在睡眠中发生意外。室温过高易导致出汗，外出遇风温差大，则易患外感风寒等证。

3. 早睡晚起，不宜恋床　冬季睡眠时间在四季中宜最长，早睡应在 21—22 点，晚起大约在 7 点后。不宜长时间恋床或睡懒觉，这样会使精神萎靡不振，体质下降，晚上难以入睡。

4. 适当运动，不宜大汗　冬季运动量不宜过大，大量出汗，导致阳气耗散。可以饭后按摩腹部，户外散步或慢跑。以室内运动为主，尤其是心脑血管疾病的患者，谨慎室外剧烈运动，以防诱发疾病。

6

第六章

好睡眠"养"
出来

健康的睡眠习惯

需顺应四季更迭。

春夏两个季节

提倡"夜卧早起",

秋季

提倡"早卧早起",

冬季

则是"早卧晚起"

睡眠习惯千万种，如何选择更高效

有的人习惯凌晨就寝；有的人常日上三竿才睡醒；还有的人作息不固定，就寝和晨起时刻日日不重样。事实上，规律的睡眠习惯更有助于拥有高效睡眠。**健康的睡眠习惯主要指规律的作息时间和适应四季规律的作息调整。**

《黄帝内经》提出"人与天地相参也，与日月相应也"的养生智慧。根据一天太阳升起与落下的时间，遵循"日出而作，日落而息"这一作息规律的睡眠习惯更符合人体的生物钟节律。

一般而言，健康的睡眠习惯需顺应四季更迭。春夏两个季节提倡"夜卧早起"，从春到夏，日出时间逐渐提早，晨起时间也最好随之提前；而秋季提倡"早卧早起"，冬季则是"早卧晚起"，睡眠时间随着日照时间缩短而相应延长。

提高睡眠质量，对卧室环境有什么要求

卧室环境与良好的睡眠质量息息相关。中国古代养生家早有"卧处不可当风，恐患头风""卧处不可以首近火，恐伤脑"的观点。

那么，卧室该怎样合理布置，才能减少对睡眠质量的影响呢？简而言之，卧室环境建议空间适宜、布置简洁、空气流通和安静遮光。

卧室空间宜小于 20 平方米，层高不超过 3 米。过大、过高的房间，容易让人缺乏安全感，产生"冷冰冰"的恐惧感。当然，过小、过矮的房间也可能会让人感到压抑，甚至呼吸紧促，影响睡眠。

卧室的装修以简洁为宜。部分装饰 / 装修材料易在夏季高温作用下释放污染物质，影响室内空气质量。装修色调建议选白色、淡青色、淡蓝色等浅色系，有助于放松，拥有更好的睡眠。

卧室应保证空气流通。睡前开窗换气，避免空气潮湿污浊。可以选择有换气功能的空调，有助于睡眠时空气清新。

此外，睡眠环境不宜有噪声或光线过强，以防刺激神经系统，使人无法安稳入睡。因此，卧室装修可选择隔音玻璃、遮光窗帘、暖光源或自然光灯具等，以助力高效睡眠。

卧室的家具如何摆设有助于睡眠

卧室的家具摆设在一定程度上会影响睡眠，如果什么东西都往卧室搬，人的睡眠和健康就可能受到影响。**无论装修还是装饰，卧室布置只有一个原则——简单最好。**

只放必需的家具，如床、衣柜、梳妆台等，这样能让卧室活动空间稍大一些。另外，因为家具少，可减少潜在的污染源，室内空气质量也会相对好一些。

绿色植物种 1~2 盆即可。绿色植物，尤其是大叶植物会在晚上呼出大量的二氧化碳，若在卧室摆放太多，可能会影响到卧室空气的含氧量。因此，建议将家中的绿色植物摆放在客厅、书房，卧室放 1~2 盆即可。如果有大型植物，最好晚上将其移出卧室。

电视、电脑尽量不要布置在卧室。使用电脑或电视会在一定程度上干扰人的睡眠，而且还会在使用过程中产生一些辐射，影响健康。所以，在条件允许的情况下，可以将这些电器移出卧室。

对于习惯使用闹钟的人，可以将铃声设置为节奏较慢的音乐，声音别太大。另外，闹铃应置于距离枕头 1 米的低矮家具上，不要放在枕头旁或枕下。

适宜床具的选择

　　床具是人安寝的主要工具。"安其寝处。安之法，床为要"，床具的好坏直接关系到睡眠质量的优劣。床具的选择，要考虑床的高度、宽度、软硬等因素。

　　《老老恒言》认为，"床低则卧起俱便"，主张床具高度宜适当低一些。**床具高度以略高于就寝者的膝盖至地面的高度为宜，大约 40~50 厘米。**若床具太高，不仅上下床不便，还容易使人在睡眠中有一种恐惧感，担心睡眠时不慎坠地；若床具太矮，床面离地面太近，通风不良，床下易潮湿，可能影响就寝者的身体健康。

　　床具的宽度，也是根据就寝者的身长和体宽而定，床具宜宽大。**建议床应为两身宽，这样的床睡起来比较舒适，利于肢体的伸展，通畅气血，缓解疲劳。**

　　软硬适中的床垫对身体有良好的支撑性。床垫有很多品种，建议挑选床垫时试着躺一躺，感受床垫与颈部、腰部的契合度，良好的床垫可保持脊柱正常的生理状态，预防腰背肌劳损，有助于安睡。过软的床对脊柱支撑不足，睡后容易腰酸背痛；过硬的床则不能使人充分放松，快速入眠。腰椎间盘突出症患者建议适当睡硬床，给脊柱足够的支撑力，减少复发。

舒适被褥更助眠

被指盖被，褥指垫絮。被褥的选择要以舒适、保暖、透气为度。

盖被要柔软，人体接触时没有粗糙感，轻柔舒适，有助于入睡。《论语》中记载："必有寝衣，长一身有半"，指盖被以宽大、舒适为度。盖被宽大，在睡眠中翻身转动方便，易于保暖，可以促进睡眠。良好的盖被还应兼透气和防潮功能，即"温而不燥，润而不湿""冬暖夏凉"之意。如丝绵被就很好，既贴身防寒，又轻柔，能减轻对身体的压力，有助于机体的气血流畅，可以促进睡眠。

建议被褥要经常在太阳底下暴晒。"阳光益人，且能发松诸物"，晾晒被褥，既能杀菌消毒，防治疾病，又能使棉絮松软而富有弹性，有助于睡眠。

枕具虽小，学问大

枕具的主要作用是承载头颈，其舒适度甚至能决定睡眠质量。适宜的枕具利于放松全身，保护颈椎和大脑，可促进和改善睡眠。适宜的枕具至少需具备合适的高度、长度以及枕芯三大要素。

古人认为，枕具应"酌高下尺寸，令侧卧恰与肩平，即仰卧亦觉安舒"。一般而言，**枕头的高度是根据颈椎的生理曲线而确定的，具体尺寸因人而异，以侧卧时肩膀到同侧颈部的距离适宜为标准**。枕头太低，颈部不能放松；枕头太高，会妨碍头部血液供应，甚至引起落枕。

《老老恒言》建议"老年独寝，亦需长枕，则反侧不滞一处。头为阳，恶热，即冬月辗转枕上，亦不嫌冷。如枕短，卧得热气，便生烦躁。"**枕具的长度应足够睡眠时翻一个身，以保持睡姿舒展。**

枕具的枕芯对提高睡眠质量也很重要，有些或可起到治疗疾病的作用。菊花、绿豆皮、茶叶、通草、决明子等有安神功效，可作为枕芯内容物。失眠患者可选择有益睡眠的陈茶枕、化痰宁神的菖蒲枕、清心除烦的灯心草枕、平肝安神的菊花枕等，建议在中医师的指导下择善而用。

总体而言，枕芯以质地柔软为宜。当然，有些人习惯用藤枕等较硬之枕，有些人偏好乳胶枕，因人而异，感觉舒适即可。

中药枕如何选

很多人睡觉时喜欢枕着中药枕，认为中药枕可防病治病，是常用的养生保健方法。每种中药枕有不同的药效，人们在使用中药枕时应根据自身体质以及疾病症状选用不同的中药枕，以对证施治，达到养生保健的功效。

1. 五叶枕　此中药枕由干桑叶、竹叶、柳叶、荷叶和柿叶五种药材掺匀并装袋而成。因其性味苦寒，故适用于失眠伴烦躁易怒、畏热、头痛、口干口苦、眼赤模糊等症状的人群。

2. 茶叶枕　将泡过的剩茶叶晒干，再掺以少量茉莉花茶拌匀装袋即成，此中药枕具有降火、清热、解毒、明目和利尿等功效。

3. 竹枕　夏天枕用此中药枕，能祛热解暑。

4. 菊花枕　将干菊花装入布袋即成，此中药枕适用于易头痛、头晕、疮疖肿毒、风火眼赤、两眼昏花或血压偏高等患者。

5. 绿豆皮枕　将绿豆皮晒干，再掺以整个或破碎的绿豆装枕即成。因绿豆性寒，故此中药枕有清热解毒、止渴防暑和利尿消肿等功效，常用来防治头痛脑热、眼赤喉痛、疮疖肿毒和心烦口渴等病症。绿豆与菊花、决明子共做药枕，可有清心火、解热毒和退目翳等功效。民间此中药枕又称为"明目枕"。

6. 白矾枕　白矾又叫明矾，性寒，味酸涩，故有解毒与燥湿的功效，用白矾碎末装袋做成药枕。此中药枕有清解头火、降压醒脑和清痰祛湿的治疗作用。

7. 小米枕　性温平、凉热适中，尤其适用于儿童。

8. 磁石枕　将磁石镶嵌到木枕上，具有增强血液循环、促进新陈代谢的作用。此中药枕对高血压性头痛、头晕、头胀、两眼昏花、视物不清和神经衰弱等具有保健作用，但效果因人而异。

需要提醒的是，**中药枕作用缓慢，作用时间长，并非一个中药枕可以用很长时间，枕中药物一般只能用一季，若枕头有异味或者药味淡了，最好重新填充一个药枕。**此外，过敏体质及哮喘患者需要谨慎使用，若使用过程中出现不适需立即停用或就医。

为何出差容易失眠

　　经常出差的人不是在异地，就是在出差的路上。相对于来回奔波的辛苦，大部分人更担心出差时"睡不好"。

　　为什么出差会影响睡眠质量呢？一般来说，有三方面可能的因素。

　　1. 首夜效应，大脑没有放松　睡眠医学中，将这种在新环境中第一晚难以入睡的现象，称为"首夜效应"。初到一个陌生的环境，大脑会更"警惕"，尤其左脑比平时更活跃，就像"守夜人"一样保持警觉，以致出差的人难以放松安睡。

　　2. 噪声影响，隔音效果欠理想　酒店作为临时住所，人员复杂，作息习惯各不相同，再加上有些房间隔音不到位，被吵得睡不着也是影响差旅人士睡眠的重要因素。

　　3. 寝具不适合，有"认床"习惯　携程商旅《2023—2024 年商旅管理市场白皮书》的调研数据显示，27.8% 的商旅人士困扰于酒店住宿环境和卫生问题，他们更关注枕头、床垫、被子等床上用品的品牌和质量。

　　以上环境不适应的问题容易干扰睡前脑电波，影响睡眠质量。从中医的角度来看，就是人的心神受干扰，精神处于紧张状态而难眠。而睡眠只有在脑电波平缓、情绪放松的状态下才能高效进行。

如何在出差时睡好觉

首先要从减轻心理压力开始，出差时给自己积极的心理暗示，相信自己"可以睡着"，逐渐消除"出差等于睡不好"这一观念所导致的消极情绪。

1. 营造熟悉的就寝环境　旅程中携带熟悉的、合适的寝具利于适应新环境，如日常习惯的睡衣、枕巾、睡袋，喷洒心仪的香水，佩戴香薰眼罩等，让自己仿佛置身家中，减少陌生感。当陌生的环境中有自己熟悉的气味时，可以降低大脑警戒强度，改善入睡困难的情况。

2. 减少噪声干扰　佩戴耳塞可以减少噪声干扰，睡前听白噪声、轻柔音乐也可助眠。

3. 保持规律作息　出差过程中，一方面要适应新环境，另一方面需要保持工作状态，对身体是个挑战。因此，建议保持规律的作息，减少失眠的困扰，保证工作精力。

4. 睡前饮食要注意　"胃不和则卧不安"，减少夜宵的摄入，保持肠胃舒适，可以适量饮用牛奶助眠。

5. 提前规划行程　提前规划好行程，定好起床闹钟，可以减少睡前焦虑，配合本书介绍的呼吸放松、中医调息等方法有助于改善入睡困难，提高睡眠质量。

令人开心的旅游为何会失眠

假期外出旅游是很多人的选择，一般来说，旅游使人精神愉快，睡眠质量提高，但有些人在旅途中却出现失眠，尤其是到了南北差异大的地方。明明已经很疲惫了，为什么还睡不着呢？

1."认床" 在陌生环境下第一次睡眠不如熟悉环境中睡得安稳踏实的情况，即上文提到的"首夜效应"。当身体试图进入休息状态时，大脑的左半球会比平时更加"警惕"，并对外界刺激产生更快、更强烈的反应，这其实也是一种身体防御机制。

在我们不清楚陌生环境是否安全时，这一防御机制便会自发启动，用于监测任何可疑的状况。所以，我们在陌生的环境中才会"认床"，睡得不那么安稳，在熟悉的环境中睡眠质量更好。

2. 情绪过于兴奋 人在旅途中，每天都会体验新的事物。身处异地，处处皆感新鲜，精神总处于一种兴奋状态；或沉湎于白天旅游的回忆，又憧憬着来日饶有趣味的游程；或因次日赶车时间较早，担心晨起误点。这些精神因素皆可能导致失眠。

3. 生物钟的改变 人外出旅游时，常因行程需要而作息时间不同平日，导致生物钟改变。有时需要早睡早起，就寝时间太早，还没到你有困意的时间点，人在床上等待入眠时，可能会越等越难入睡，甚至越等越焦虑，从而导致失眠；有时可能到了平常的就寝时间，但正是夜生活精彩的时刻，从而影响就寝时间，导致失眠。

4. 身体过度疲劳　近年还兴起"特种兵式"旅行，旅行者在短时间内打卡不同地点，行程密集，容易导致身体过度疲劳，出现失眠症状。对于平素有心脑血管等疾病的人群更需要谨慎安排行程，量力而行。

如何应对旅游失眠

1. 营造熟悉的就寝环境　人的嗅觉系统中，承载着大量的信息和记忆。当身处于酒店的陌生环境中，神经系统会在潜意识里变得警惕性增加及兴奋、紧张。所以大家可以从改变就寝环境入手。如带上有自己熟悉味道的床单、被套或睡衣，晚上入睡时闻着自己熟悉的味道，能够使自己的紧张及不安缓解下来，更好入睡。

2. 保持规律的作息　在外旅游时，最好保持原有的作息规律，让身体的生物钟不被打乱。规律的作息不仅能使自己在旅途中减少失眠困扰，还能让我们在回归工作时避免"周一起床困难综合征"。

3. 白天的行程尽量轻松愉悦 一般来说，疲劳是睡眠的"催化剂"，不少旅游者经过一天的劳累，会睡个好觉。但也有不少人，由于疲劳过度，神经调节失衡，反而彻夜不眠。

还有的旅行者，平时不怎么运动锻炼，无法承受旅游中超负荷的运动量，一天下来腰酸腿软、身体痛、脚痛，从而影响睡眠质量。因此，白天的行程尽量不要安排得太满，不经常运动的伙伴也尽量避免高强度的旅程，比如爬山、徒步等。

4. 调整呼吸，平复兴奋的情绪 "先睡心，后睡眼"。所谓先睡心，即睡前一定要情绪平稳，避免过度兴奋、激动。若在睡前规划次日的行程安排，不仅可能影响睡眠质量，还可能伤神。

为调整睡前情绪，旅行者可以使用呼吸放松的方法来转移自己的注意力，把注意力放在呼吸上，关注自己呼吸的节律，尽量放慢呼吸。

5. 放松肌肉，缓解疲劳的身体 睡前先使自己的身体放松，才能使自己夜间的睡眠更安稳。若因腰酸腿痛而影响睡眠，旅行者可以在睡前进行肌肉放松训练。肌肉放松训练可以帮助我们放松紧张的肌肉，缓解一定的肌肉酸胀感。

6. 提前准备，应对特殊地理环境 常居平原地区的人初到高原地区容易得"高山性失眠"，主要因缺氧出现夜晚入睡困难，辗转不安，睡眠浅且多梦易醒，白天精神疲劳，昏昏欲睡，情绪易激动，并伴有躯体症状。此时适当吸氧有助于改善上述不适症状，也可在医生的指导下服用补气养血、健脑安神的中药。

7

第七章

好睡眠"吃"
出来

规律的进餐时间

是培养包括胰腺、肝脏和胃肠等

外周器官昼夜节律的重要因素。

长期不规律的进食节律

可能会造成人体生物节律紊乱，

紊乱的人体生物节律

极可能导致失眠。

助眠食物有哪些

　　助眠食物，顾名思义就是有助于睡眠的食物。按照健康、天然的标准，下列食物具有助眠作用。

　　1. 坚果、谷类　坚果中含有与睡眠调节相关的褪黑素，近年来越来越受到广泛关注。坚果除对睡眠有利，还有益于心血管系统。其中核桃能改善神经衰弱、健忘、失眠、多梦等。可取粳米、核桃仁、黑芝麻适量，慢火煨成稀粥以食用。莲子有安神功效，且莲子含有莲心碱、芸香苷等成分，具有镇静作用。睡前可将莲子加水熬煮，加盐少许服用或将莲子煮熟加白糖食用。杏仁里富含微量元素镁，且富含色氨酸，还能舒缓肌肉，少量食用利于心脏健康。

　　2. 全麦面包　如果你晚餐很晚才吃，或者在睡前饥饿感强烈，坚果不能让心灵和肠胃得到慰藉，那么可以选择全麦面包。

　　3. 水果　龙眼、山竹等在补充水分的同时，分别具有补心益脑、生津安神的作用，少量服用有助于睡眠。苹果中含有果糖、苹果酸，还有浓郁的香味，可诱发机体产生血清素，有助于人进入梦乡。此外，还有很多水果含有褪黑素，如酸樱桃、香蕉、菠萝等，可以根据个人体质和口味喜好及季节、地域等因素少量食用。

　　4. 牛奶　牛奶中含有多种氨基酸，其中色氨酸能够发挥镇静的功效，让入睡变得更加容易。少量的糖能够适时地暗示大脑分泌促食欲素（orexin，OX），在温牛奶或者温水中不妨加几滴蜂蜜，对睡前放松也是大有裨益的。重要的是，睡前饮品的饮用量需要把握，尽量在睡前 30 分钟之前喝完，不然小心膀胱"憋不住"。

值得注意的是，**食物中含有的可促进睡眠的物质的含量微乎其微，难以起到直接、有效的作用。若只一味吃某一类食物，会造成身体营养失衡，引起失眠，甚至影响身体健康。**

哪些食物会"偷"走你的睡眠

有些人因情绪影响睡眠，有些人因疼痛不适影响睡眠，但大部分人忽略了一个和生活最贴近的影响睡眠的因素，就是每天吃的食物。这些食物可能在不知不觉中让你夜夜辗转反侧，慢慢"偷"走你的睡眠。《黄帝内经》有"胃不和则卧不安"的理论，意思是吃的东西太多导致消化不良而引发睡眠不良。

那么，睡前饮食应该少吃什么呢？

1. 热量高、糖分高、脂肪高的食物　"热气"食品、甜品不一定能让你"甜蜜地睡去"。**睡前吃甜品的人容易晚上做噩梦，这可能跟高糖水平会导致更多脑电波活动，从而引发噩梦。**巧克力也是共犯，它属于高脂肪食物，还含有咖啡因以及可可碱。睡前吃巧克力容易使头脑清醒，难以进入睡眠。

2. 让人"满足"的大餐　有的人在忙碌了一天之后总是想在睡前用一顿能量满满的大餐来告别一天的疲惫，但这个满足可能需要用一个晚上的不良睡眠来偿还。**摄入大量碳水化合物后的机体需胃肠"快马加鞭"地工作，以完成能量存储和代谢，在加重消化道负担的同时，还会改变睡前的血糖情况，影响正常睡眠的开始和维持。**

3. 辣椒、大蒜、姜等辛辣刺激食物　若在睡前食用这类食物，会刺激交感神经兴奋，降低睡眠质量，还可能使胃中产生烧灼感，从而影响睡眠。另外，红薯、玉米等食物会在消化过程中会产生较多气体，从而产生明显的腹胀感，影响睡眠质量。

4. 茶类、咖啡　茶类和咖啡是我们困倦时的好帮手，其中的咖啡因、茶碱、可可碱功不可没。这些生物碱可加快心率，提高交感神经兴奋性，仿佛"打满鸡血"，因而建议睡前4~8 小时不宜饮用它们。

5. 酒类　饮酒容易导致贲门（食管和胃的接口部分）松弛，出现胃酸反流，影响睡眠。酒后即使睡了很长时间，醒来后仍然会感到疲乏无力，这就是我们常常提到的宿醉感。睡眠呼吸暂停综合征患者万万不可饮酒，饮酒容易松弛咽喉部肌肉，导致睡眠期间呼吸道阻塞，增加夜间缺氧的风险。

6. 碳酸饮料　碳酸饮料对贲门具有损伤作用，因而容易增加反酸概率，还容易导致胃部压力增大，不利于睡眠。

进食的时间会影响睡眠质量吗

或因作息欠规律，三餐不定时；或因生活方式丰富，夜间"活动"众多；或因工作忙碌，废寝忘食。越来越多人的进食时间发生了变化，殊不知，进食时间紊乱、进食与就寝间隔时间过长或过短，都会影响睡眠质量。

规律的进餐时间是培养包括胰腺、肝脏和胃肠等外周器官昼夜节律的重要因素。长期不规律的进食节律可能会造成人体生物节律紊乱，紊乱的人体生物节律极可能导致失眠。

《彭祖摄生养性论》亦指出，"饱食偃卧，则伤气"。晚餐进食太晚，饱餐后即刻就寝，胃肠道负担大，消化功能减弱，胃中容易出现胀满不适，不仅影响睡眠质量，还影响身体健康。

我们有时也会有这样的感受：晚上吃得少了，或者睡得太迟了，睡觉的时候肚子"咕咕"叫，影响入睡；有时半夜觉醒时饥饿难耐，也会影响我们再次入睡。另外，饥饿状态下睡眠对胃也是很不好的。胃内无食物消化，胃酸就会侵蚀胃黏膜，时间一久，容易导致胃溃疡等疾病，这些疾病反过来又会影响睡眠质量。

科学的进食时间要求三餐定时，尽量减少睡前进食，或睡前简单餐食。《孙真人卫生歌》记载，"晚食常宜申酉前，何夜徒劳滞胸膈"。一般认为，晚间饮食应在入睡前4小时为宜。

失眠患者在饮食上应注意什么

首先，饮食以少食多餐为宜，睡前既不宜过饱，又不宜过饥。"夜勿多食，凡食后行走，约过三里之数，乃寝"。饱食即卧，则脾胃不运，食滞胸脘，化湿成痰，阻碍人体气机的运行，不利于阳气潜降而影响睡眠。所以，睡前避免吃得过多过饱，特别是尽量不大鱼大肉，因为高蛋白、高脂肪食物不易被消化，会加重消化功能较弱的人的胃肠负担，使人入睡困难。但是睡前也不能过饥，因为"饥肠辘辘"会让人心神不宁，难以入眠。

其次，睡前忌刺激性食物。如腊肠、火腿、热狗等富含酪胺，能刺激肾上腺素分泌，使大脑兴奋；大葱、胡椒、辣椒、芥末、咖啡、茶水和酒精，也会使人兴奋。这些食物在晚饭和睡前吃都可能是导致部分人失眠的原因，应该注意。

而且，平时宜食清淡而富有营养的食物，如富含优质蛋白质、维生素 B、维生素 E、维生素 C、钙和色氨酸的食物，如排骨汤、蛋、海藻类、牛奶、酸奶、奶酪等。相反，要少吃油炸类食品、腌制类食品、加工的肉类食品、饼干类食品、方便面类食品、烧烤类食品等，因为长期食用这些食品，可能会影响身体健康，从而导致失眠。特别是晚饭和睡前吃这些食品，还可能会影响消化功能乃至其他系统功能，让人烦躁不安、胸腹饱胀、入睡困难。

一般情况下，人一天需要的营养，应该均摊在三餐之中，由于午餐既要补充上午消耗的热量，又要为下午的工作、学习提供能量，可以多摄入一些。所以，**一日三餐的热量，早餐应该占25%~30%，午餐占40%，晚餐占30%~35%。**人们常说"早吃好，午吃饱，晚吃少"，这一养生经验是有道理的，早餐不但要注意数量，而且还要讲究质量；午餐应适当多吃一些，而且质量要高；晚餐要吃得少，以清淡、容易消化为原则。

　　此外，如失眠患者合并焦虑、抑郁，或存在药物副作用，甚至出现进食障碍等情况，则应及时专科就诊，遵循医生指导，合理饮食。

失眠苦难言，食养药膳来相助

倘若你正经历"辗转反侧到天明，绵羊数到手抽筋"的煎熬，渴望着"春眠不觉晓"般的酣睡，不妨一起来看看，中医食养药膳在调治失眠上有何小妙招。

1. 酸枣仁煮茶——宁心柔肝安眠

（1）做法：每天晚餐后取酸枣仁粉15克，用水煮沸，放至适宜温度后代茶频饮。

（2）功效：酸枣仁，味甘、酸，性平，归肝、胆、心经，具养心补肝、宁心安神、敛汗生津之用，对心肝阴虚之失眠尤为适宜，症见心烦失眠，惊悸多汗，头目眩晕，妇女月经前后咽干口燥、两肋胀闷、急躁易怒，舌红，脉弦细等。

2. 百合地黄瘦肉汤——润肺清心助眠

（1）做法：将瘦肉、生地黄洗净，切成小块。锅中加入适量清水，放入瘦肉块、干百合、生地黄，用大火煮沸后，改用文火煲至肉烂，放入精盐调好口味即可。

（2）功效：百合，味甘，性寒，归心、肺经，具养阴润肺、清心安神之用；生地，味甘，性寒，归心、肝、肾经，具清热凉血、养阴生津之效。二者合用润肺清心、凉血清热，适用于心肺阴虚之失眠，症见热病后余热未清，虚烦惊悸，精神恍惚，失眠多梦，饮食行为失调，常觉口苦，小便短赤，舌红少苔，脉细数等。

（3）注意事项：脾虚湿滞、腹满便溏者不宜使用。

3. 小麦粳米大枣粥——健脾益气安神

（1）做法：将小麦、粳米淘净，加入适量清水与大枣同煮成粥。

（2）功效：小麦，味甘，微寒，归心经，具养心除烦之效；粳米，味甘，性平，归脾、胃、肺经，具补气生津、健脾止泻之功；大枣，味甘，性温，归脾、胃、心经，具补中益气、养血安神之用。三者合用可健脾益气、养血安神，适用于心脾两虚之失眠，症见心悸怔忡，失眠多梦，眩晕健忘，面色萎黄，食欲缺乏，腹胀便溏，神倦乏力，妇女月经量少色淡，舌质淡嫩，脉细弱等。

（3）注意事项：大枣性黏腻，易助湿生热，故湿盛、食积、痰热者不宜多服。

长期受睡眠困扰的患者，采用药膳食养调理无效，建议到医院规范就诊，查找失眠原因，系统规范诊疗，早日恢复健康。

过敏体质人群，饮食尤应注意

　　过敏体质人群是指容易发生过敏反应和过敏性疾病的一类人群。饮食是造成过敏的常见因素之一，可能引起过敏的食物有牛奶、黄豆、花生、蛋和鱼、干果类、甲壳类海鲜（如虾蟹）、面粉等。过敏反应容易引发人体炎症和免疫系统紊乱，出现鼻炎、气喘、咳嗽、眼睛瘙痒、湿疹、皮肤瘙痒等症状，还会影响人的睡眠质量，导致入睡困难，反复夜醒，加重睡眠呼吸暂停症状，甚至彻夜难眠。

　　因此，过敏体质人群的饮食，尤应注意。

　　首先，过敏体质人群要尽量了解自己的过敏原，或不耐受的食物。可以从源头上减少失眠的发生，保障自己的身心健康。可以通过医院的专业检测或自己的观察，找出导致自己过敏的食物，并尽量避免食用。

　　其次，在避免食用易引起过敏的食物的同时，过敏体质人群还应注意营养均衡。从其他食物中获取所缺的营养物质，可以选择一些易消化的食物，如米粥、面条等，同时要多吃一些富含维生素和矿物质的食物，如蔬菜、水果等。

　　过敏体质人群常在不知不觉中发生过敏反应，导致失眠，因此平时更需保持良好的睡眠卫生习惯，就寝和起床时间相对固定，睡前尽量保持放松。

　　最后，如果发生过敏反应，症状严重或未见好转时，其应尽早前往医院就诊，遵医嘱采取药物等专业治疗。

为什么吃了补品，睡眠更差

几百年以来，一直流传着一句话，"中医三大宝——人参，鹿茸，冬虫草"。上述名贵补品均有安神补虚之效，然而有些人却不解，"为什么我吃了这些补品，睡眠反而更差了呢？"

事实上，中医强调因人制宜、因地制宜，进食补品应根据个人体质，甚至地域特点来选择。比如，岭南地区的失眠患者，因气候炎热潮湿，体质多表现为脾虚湿热，多见疲劳、纳差、大便溏泄等脾虚症状，还伴有手心多汗、体形偏瘦、口干、便秘、易上火等湿热表现。此时盲目进食补品，容易睡眠更差。

因此，南方人失眠更适合清补，如用淮山药、莲子、芡实、薏苡仁、百合、杏仁，或放入沙参、玉竹、陈皮和龙眼等健脾去湿、清热润燥的材料，煲汤或熬粥。而人参、鹿茸、冬虫夏草等补品，药性温热，日常服用可能会加重湿热邪气。中医认为，失眠的病因、病机多为阳不入阴，服用上述温热补品会导致人体的阳气更加上亢，夜不归阴，使得机体更加亢奋，甚至出现口干舌燥、彻夜不眠等症状。

失眠患者常常存在血液或脑内炎症因子的表达增加，可改变人体的免疫反应。而补品如人参、冬虫夏草、鹿茸，药理研究表明，这类药物会促进肿瘤坏死因子 - α（TNF-α）、干扰素 - γ、白细胞介素 -2 等炎症因子表达和炎症相关蛋白水平提升，进一步激活人体免疫功能，可能导致部分人失眠。

保健品对睡眠有帮助吗

    保健品种类繁多，目前市场上大体有保健食品、保健药品、保健用品、保健化妆品等。

    大多数保健食品基于药食同源的原理，含有一定量的药物成分，能调节人体功能，但其功效是特定的，而且只适用于特定人群，可根据体质或症状合理选择，或可改善睡眠质量。但有些保健食品、药品、化妆品等成分不详，它们如何作用于人体的机制尚不明确，很难说这些保健品会产生什么不良反应。总的来说，**需要口服的保健食品要慎用**。

    相比之下，上文提到的药枕也是比较常见的失眠保健品，即在枕头内填充由中草药制作而成，有芳香开窍、活血理气、疏风散寒、安神健脑、降脂降血压功效的保健药枕。长期使用这种药枕对神经衰弱、失眠多梦、眩晕头痛、高血压、高血脂等病症有一定保健作用。

    诸如此类对人体有益的保健品，大家当然可以使用。但是，对于失眠人群，病因治疗以及改善生活习惯更有助于患者的恢复。

饮酒能助眠吗

饮酒能助眠吗？这句话应当辨证分析，饮酒对睡眠的影响不是单一的。2013 年，Irshaad O Ebrahim 在 *Alcohol Clinical & Experimental Research* 上发表的文章指出，酒精会缩短睡眠潜伏期。古人曾以酒作为促眠药物的药引，常以酸枣仁、郁李仁入酒，并以药酒作为催眠药物。一般认为，适量饮酒可起到舒筋活络、舒缓精神的作用，有助于加快入睡。

另一方面，**睡前饮酒同时会减少慢波睡眠，增加快波睡眠和早醒次数，使睡眠变得断断续续，降低睡眠质量。酒精代谢产物可引起反跳性的失眠和多梦**，所以睡前大量饮酒并不能改善睡眠质量，反而有可能使睡眠变浅，不利于睡眠。

睡前饮酒还容易使人口干，饮水过多，夜里膀胱充盈，起夜小便而干扰正常的睡眠，造成失眠。同时，酒精可因肌肉松弛作用，加重睡眠呼吸暂停症状，甚至出现窒息。

然而，长期大量饮酒可导致大脑神经细胞损伤，表现为对近期发生事件的失忆、失去方向感、无法学习新知识等；引起消化道溃疡或水肿出血，容易损伤肝脏；导致心律失常，增加高血压、脑卒中等发病风险。

长期饮酒还会产生酒精依赖，表现为对酒类的强烈渴求，停止饮酒则会引发酒精戒断症状。早期戒断症状常表现为焦虑、出汗、抑郁、恶心、呕吐、心悸及睡眠障碍等，后期会出现严重失眠、情绪低落等，反而不能助眠。

因此，短期内睡前少量饮酒，有助于入眠。当反复出现入睡困难、早醒，伴低落、焦虑等不良情绪，建议及时寻求专科医生规范诊治，切勿自行增加饮酒量及长期使用酒精助眠。

吸烟对睡眠质量的影响

吸烟对人的睡眠质量有较大影响。与不吸烟者相比，吸烟者常常感到烦躁，而且深度睡眠时间更少。睡眠时，吸烟者的大脑比非吸烟者活跃，提示吸烟者的睡眠质量不佳，难以熟睡。吸烟较多的人，睡眠会变得断断续续，甚至会半夜醒来吸烟，然后就难以复睡。

吸烟者睡眠质量低是由于尼古丁对大脑的影响所致。**尼古丁是一种中枢神经系统兴奋剂，可增加机体的兴奋性，导致血压增高、心率加快并刺激脑电活动，对睡眠造成不利影响**。由于尼古丁容易使机体对香烟产生渴望，入睡后，吸烟者体内的尼古丁逐渐消退，而身体对尼古丁的"渴望"不断增强，当"渴望"发展到一定程度，就可以"唤醒"睡眠中的吸烟者。此时若吸烟，中枢神经系统再次受到刺激而兴奋，则易导致复睡困难。

此外，烟草可刺激呼吸道，使人的呼吸道黏膜受损，导致炎症、水肿、分泌物增加，呼吸阻力增加，甚至阻塞，引起睡眠呼吸暂停。由于睡眠呼吸暂停减少了人体的气体交换，易发生低氧血症、高碳酸血症及呼吸性酸中毒，使整夜睡眠呈现极不稳定的状态，中间频繁觉醒，故而吸烟者常感到睡醒后精神得不到恢复，白天过度思睡。

吸烟者如能减少吸烟，可改善睡眠。2021 年，Alicia Nuñez 在 *Sleep Health* 上发表的文章指出，吸烟与失眠严重程度增加以及睡眠时间缩短有关，尤其是夜间吸烟。但是，对于"老烟枪"，戒烟应该遵循科学的方法，循序渐进，突然戒烟容易产生戒断反应，反而加重失眠。

不舍茶香与咖啡，还安眠

　　我们会感觉到困，是因为一种叫作腺苷的分子，它会通过与腺苷受体的结合来传递疲惫信号。而咖啡因，它的分子结构与腺苷十分相像。因为咖啡因的这个特点，它可以代替腺苷与腺苷受体结合。因此，腺苷传递疲惫信号的功能就被阻断了。不仅如此，咖啡因与腺苷受体的结合还能够促进多巴胺的产生，从而提升我们的愉悦感。所以饮用茶叶、咖啡后大家会感觉神清气爽又身心愉悦。

　　虽然具备一定的"提神"功效，但过度摄取咖啡因，会延长我们的入睡时间，减少深睡眠时间，增加醒来次数，并且咖啡因可使呼吸及心跳加快、血压升高，使入睡困难。

　　那钟爱咖啡或者茶饮的你，是不是要就此别过心爱的饮品？请收下如下的"小方法"，让你既不割舍心头爱，也不影响夜间安眠。

　　1. 合适的时间　一般来说，咖啡因在体内的代谢通常需要 4~6 小时，午后闲暇时光的咖啡、浓茶可能会导致咖啡因在体内未完全代谢，从而影响当晚的睡眠。咖啡的最佳饮用时间是在早上 10:00 前或午饭后，可以更好地提升工作或学习效率。

　　2. 合适的浓度　咖啡因在人体内的作用机制相信你已经了然于胸，因此在选用茶叶或咖啡时，不妨将咖啡因的浓度纳入考量范围。选择低因咖啡以及咖啡因含量较低的茶叶，是兼顾爱好与睡眠的选项之一。

3. 了解自己　因为个体差异，每个人对咖啡因的代谢能力、耐受能力都存在相当大的差异。所以常饮用相关饮品的你，不妨建立一张"作息表"，根据自身的情况安排最适合的品种、最适合的时间、最适合自身的量，打造专属于自己的饮用习惯。

4. 试试中医妙方　茶的种类繁多，除了常见的绿茶、红茶外，也有兼备茶香与安神助眠功效的花茶，如玫瑰花茶、百合花茶等。

（1）玫瑰花茶：性温和，能理气解郁、镇定安神，有养颜美容等功效，尤其适合女性饮用。

（2）百合花茶：性微寒，能宁心安神、清心除烦，对心烦、入睡困难有一定的效果，与蜂蜜同用，有补中益气的功效。

当然，如果失眠比较严重，或上述方法难以"拯救"你的睡眠时，则建议尽量少饮用茶和咖啡，必要时前往专科就诊，听取医生建议。

高蛋白饮食是否有助于睡眠

　　前文提到高热量、高糖分、高脂肪的食物容易"偷"走我们的睡眠。与之不同的是，对于脾胃功能尚可的人群，高蛋白饮食或可助于睡眠。**高蛋白饮食会促进肠道分泌一种神经肽，这种神经肽有助于降低睡眠过程中人体对外界信息的反应性，减少睡眠觉醒，促进深睡眠。**此外，高蛋白饮食含有多种人体必需氨基酸，其中色氨酸能够发挥镇静的功效，让入睡变得更加容易。

　　富含蛋白质的食物，像牛奶、鸡蛋、鸭蛋、豆腐以及鱼虾等，其中还包括前文提到的各种坚果，如核桃、花生以及杏仁等，这些食物大多能为大脑提供充足的营养，可以达到良好的安神效果，促进并改善睡眠。

　　但是，高蛋白饮食虽好，也不可盲目过量。正如前文所述，进食时间和进食量等也会影响睡眠质量。人体脾胃功能的状态有差异，所能受纳的高蛋白饮食量也有所差异。对于患其他躯体疾病（如肾病等），或长期失眠的患者，更须遵医嘱辨证选择饮食。

奶茶对睡眠是否有影响

　　现在各式各样的奶茶让人眼花缭乱，深受年轻人的喜爱，甚至还有"秋天第一杯奶茶"的说法兴起。其中也有一些人的睡眠饱受奶茶之"苦"——饮用奶茶后的深夜里，辗转反侧，细数了上万只羊仍无法入睡。

　　奶茶富含糖分、咖啡因、茶碱等物质，高糖水平会引发更多脑电波活动，咖啡因可以在短时间内提神醒脑，茶碱会增强呼吸频率以兴奋大脑。这些物质均能影响一个人的睡眠质量。此外，奶茶多为冷饮，寒凉易伤脾胃，容易出现饱腹感，影响正餐摄入，导致营养不均衡而失眠。

　　如果你对奶茶还是难以割舍，可以参照前文，根据自己的身体状况，选择合适的浓度，在合适的时间饮用。

代餐食品与睡眠

"三月不减肥，四月徒伤悲"，随着人们对肥胖的重视，越来越多人想着走捷径，通过代餐食品减肥。常见的代餐形式有代餐饼干、代餐粉、代餐棒、代餐奶昔以及代餐粥等。

代餐食品在加工过程中，可能会损失一些营养元素，比如维生素、矿物质、植物化学物等，不能完全代替谷薯类、新鲜的蔬果类、肉蛋奶类及豆类等食物中的天然营养素。**长期、单一地食用代餐食品，会使人营养失衡，睡眠质量下降，身体健康受影响。**

从营养成分的构成看，大多数代餐食品会降低碳水化合物、脂肪含量，以膳食纤维为主要成分，以达到不易消化、饱腹感强的作用。但代餐食品蛋白质含量偏低，容易引起失眠、疲劳、衰老、记忆力下降、抵抗力低下等问题。

因此，不建议全天只吃代餐食品或长期食用代餐食品，孕妇、哺乳期妇女、婴幼儿、儿童、患者及老人等特殊人群更应减少食用。如需控制体重或因疾病需要的人群，建议在专业的营养师或专科医生的指导下，根据个人体质制订合理、科学的减重计划。

8

第八章

好睡眠"动"出来

大家在运动过程中

不妨加强

中医提倡的

身心一体的观念，

进一步提升

运动改善睡眠质量的效果。

如何运动有助于睡眠

中医养生学主张运动要适度，以"微汗出"为宜，避免大汗淋漓。适度运动最养生，可使阳气升发而不耗散，周身气血运行略加快，脏腑功能趋于平衡，睡眠质量得以改善。

"运动可以助眠"，指的是科学、适量的运动。如果运动量过大或者运动方式不当，反倒会引发失眠。每个人的身体功能与运动习惯有所不同，建议根据自身的适应程度，循序渐进，使身体功能和运动能力不断提升，以取得最佳的运动效果，利于身心健康。

大家运动时应注意安全，活动前要进行充分的准备活动，活动后要做好整理和放松活动，避免运动损伤。为最大程度发挥运动的助眠功效，大家可参考下述运动原则以及推荐的运动方式。

1. 运动量要适宜　人体进行适宜的运动之后，应该是心胸舒畅、精神愉悦，虽感到轻度疲劳，但不过度喘气，心跳不难受，睡眠质量有所改善。运动量不足，达不到助眠效果；运动量过大，会产生过度疲劳感，引起身体不适。正如《素问·宣明五气》提出的，"久视伤血，久卧伤气，久坐伤肉，久立伤骨，久行伤筋，是谓五劳所伤"。

运动量受运动强度和运动频率影响。运动强度的确定可参考运动时的心率。一般认为，心率控制在"运动时最高心率 - 安静时心率不大于 60 次 /min"的范围最适宜。如果运动后感觉头痛、恶心、胸部不适、食欲下降、睡眠变差、疲劳感长期不能消除等，则表明运动强度过大，需进行调整。平日运动少或体质偏弱者尤其应该注意。

运动频率方面，建议每次运动间隔1~2天，每周不超过5次，每次30分钟左右。

2. 运动时间的把握　中医认为，运动应顺应自然规律。《黄帝内经》有言："故阳气者，一日而主外。平旦阳气生，日中而阳气隆，日西而阳气已虚，气门乃闭。是故暮而收拒，无扰筋骨，无见雾露，反此三时，形乃困薄。"人的精、气、神在晚间趋于收敛、闭藏，此时运动，反而会激发和扰动人体阳气，易导致入睡困难或眠浅梦多，长此以往，还会使脏腑亏虚、精血耗伤，影响健康。故中医提倡在日出后运动，更有助于身心健康。

一般认为，**下午进行运动利于睡眠，推荐 16：00—17：00为宜**。2023年，刘昕彤在《中国体育报》发表的"科学合理运动促进睡眠"一文中提到，体温升高是影响睡眠的重要因素之一。因此，人在临睡前做一些轻微运动，以微微出汗为度，可以促进体温升高，有助于人体更快进入深度睡眠，提高睡眠质量。

以上观点略有差异，但可以明确的是，睡前剧烈运动会影响睡眠，因为晚上运动会令大脑兴奋，交感神经过度亢奋，不利于提高睡眠质量。

3. 循序渐进，持之以恒　运动要注意量力而行，应根据自己的身体状况和运动经验选择适合自己的初始运动量，避免过度劳累和受伤。一般开始时运动量要小些，适应后再逐渐增加，每增加一个级别的负荷，都要有适应阶段。运动的助眠作用需要时间积累，只有长期坚持锻炼，才能取得效果。

4. 运动方式，因人而异　大家可以根据自己的爱好、习惯、年龄、性别、体质、体力和客观环境条件，选择1~2项适合的体育活动坚持锻炼。大家锻炼前要充分了解自己的健康状况，先进行全面的体格检查。如果是老年人，要注意避免快速跑跳、竞技、负重憋气、晃摆旋转等运动。失眠伴有严重心血管疾病的患者，建议在医生指导下运动。

身心共调助睡眠

中医传统功法以呼吸、身体活动和意识调整（调息、调身、调心）为手段，具有强身健体、防病治病的效果。2023年《老年慢性失眠慢病管理指南》中指出，八段锦、五禽戏和太极拳等具有改善睡眠质量的作用。

中医传统功法多属于有氧运动。有氧运动是指人体在氧气供应充分的情况下进行的体育锻炼。在运动过程中，人体吸入的氧气与需求相当，可达到生理上的平衡状态。

有氧运动可以更好地提升人体对氧气的摄入量，消耗体内多余的热量，增强和改善心肺功能，增加总睡眠时间，提升睡眠质量，调节心理和精神状态。2024 年，昆士兰大学的研究团队在 *The BMJ* 发表的文章指出，步行、慢跑、瑜伽等轻度运动可以取得治疗抑郁症的效果，力量训练、混合有氧运动、太极拳或气功也是不错的选择，还可以与其他治疗方法协同产生额外的临床效果。此外，有氧运动可调节脑内 5- 羟色胺的含量，具有一定的抗焦虑作用，因此，更推荐在调整睡眠的自我管理中选择有氧运动。

常见的有氧运动除上述的中医传统功法外，还包括促眠操、助眠瑜伽等。大家在运动过程中不妨加强中医提倡的身心一体的观念，进一步提升运动改善睡眠质量的效果。

身心一体，是指躯体与心理相互影响。大家在运动中注意调形，以疏通经络为主要目标，多采用拉伸、舒缓的运动形式，有助于疏通经络；在运动中注意调心，关注自己脑中的念想，以包容、理解、接纳的方式对待各类念头，可安定内心，避免负面情绪对自身的不良影响。

大家通过有氧运动的方式，且在运动过程中调息、调身、调心并重，能有效地改善睡眠质量，保持良好的身体功能状态。

协调脏腑益睡眠——八段锦

　　八段锦是优秀的中国传统功法，古人把这套动作形容为像八匹绫罗绸缎那样美好珍贵，故名为"八段锦"。

　　中医学认为，八段锦可柔筋健骨、养气壮力，有行气活血、畅通经脉、灵活四肢、协调五脏六腑的功能，可以达到强身健体、怡养心神、益寿延年、防病治病的效果。

　　因为八段锦能使全身经络"内运"和"外动"，所以能有效改善睡眠质量。长期练习还有缓解脊柱关节疼痛、提升心肺功能、改善抑郁／焦虑情绪的作用。

　　一般来说，八段锦分坐式和立式两种，动作讲解如下。

　　1. 坐式八段锦

　　（1）凝神静坐：采用盘膝坐式，正头竖颈，两目平视，松肩虚腋，腰脊正直，两手置于小腹前的大腿根部。静坐3~5分钟（图8-1）。

　　（2）手抱昆仑：牙齿轻叩20~30次，口水增多时咽下，谓之"吞津"。随后两手交叉，自身体前方缓缓上起，经头顶上方将两手掌心紧贴在枕骨处，手抱枕骨向前用力，同时枕骨向后用

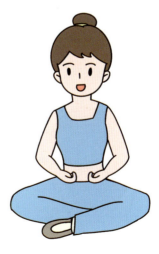

图 8-1　凝神静坐

力，使后头部肌肉产生一张一弛的运动。如此行十数次呼吸（图8-2）。

（3）指敲玉枕：接上式，以两手掩住双耳，两手的示指相对，贴于两侧的玉枕（穴位名）上，将示指搭于中指的指背上，然后将示指滑下，以示指的弹力缓缓地叩击玉枕，使两耳有咚咚之声。如此指敲玉枕十数次（图8-3）。

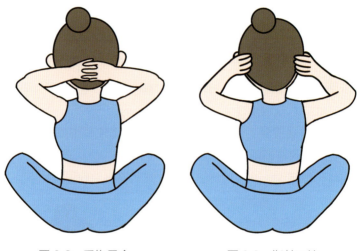

图 8-2　手抱昆仑　　　　　　图 8-3　指敲玉枕

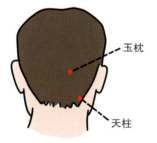

图 8-4　天柱　玉枕

（4）微摆天柱：头部略低，使头部肌肉保持相对紧张感，头向左和右缓缓转动，微摆天柱（穴位名）20次左右（图8-4，图8-5）。

（5）手摩精门：自然深呼吸数次后，闭息片刻，随后将两手搓热，以双手掌推摩两侧肾俞（穴位名）20次左右（图8-6）。

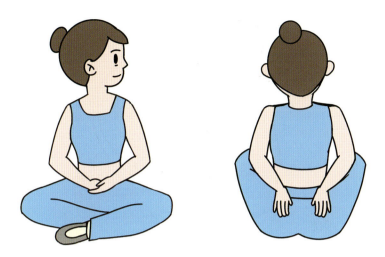

图 8-5　微摆天柱（左），手摩精门（右）

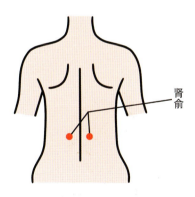

肾俞

图 8-6　肾俞

（6）左右辘轳：接上式，两手自腰部顺势移向前方，双腿平伸，手指分开，稍微屈曲，双手自肋部向上划弧如车轮形，像摇辘轳那样自后向前做数次运动，随后再按相反的方向向后做数次环形运动（图 8-7）。

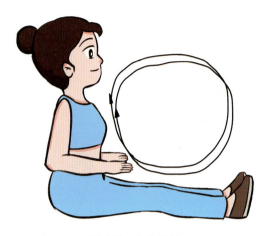

图 8-7 左右辘轳

（7）托按攀足：接上式，双手十指交叉，掌心向上，双手做上托劲；稍停片刻，翻转掌心朝前，双手向前做按推劲。稍停顿，即松开交叉的双手，顺势做弯腰攀足的动作，用双手攀两足的涌泉（穴位名，见图 13-5），两膝关节不要弯曲。如此锻炼数次（图 8-8）。

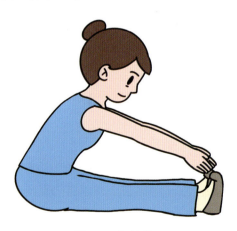

图 8-8 托按攀足

（8）任督运转：正身端坐，鼓漱吞津，意守丹田，以意引导内气自中丹田沿任脉下行至会阴（穴位名），接督脉沿脊柱上行，至督脉终结处再循任脉下行（图8-9）。

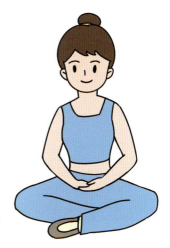

图8-9　任督运转

2. 立式八段锦

八段锦练习可参照国家体育总局八段锦标准教学口令版（视频）。

（1）双手托天理三焦

1）上托：左脚向左开步，与肩同宽，十指交叉上托至头顶，掌心向上，两腿膝关节伸直。

2）下落：两臂向身体两侧下落，两掌捧于腹前，掌心向上，指尖相对，两膝关节稍屈。一上一下为1次，共做6次（图8-10）。

（2）左右开弓似射雕

1）搭腕：左脚向左开步，与肩同宽，两掌搭腕于胸前，目视前方。

2）开弓：右掌屈指向右拉至肩前，左掌成八字掌，向左推出，与肩同高，目视八字掌，两腿屈膝半蹲。右侧动作同左侧，唯方向相反。一左一右为1次，共做3次（图8-11）。

（3）调理脾胃须单举

1）上举：左脚向左开步，与肩同宽，两腿挺膝伸直，左掌上举至头的左上方，右掌下按至右髋旁。

2）下落：左掌下落于腹前，右掌向上捧于腹前，两腿膝关节微屈，目视前方。右侧动作同左侧，唯方向相反。一左一右为1次，共做3次（图8-12）。

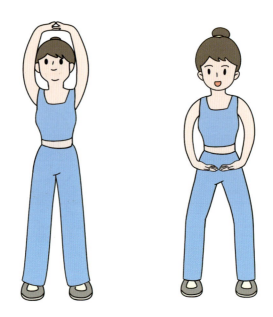

图 8-10　双手托天理三焦

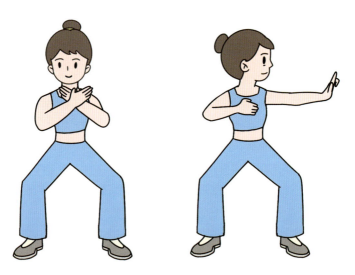

图 8-11　左右开弓似射雕

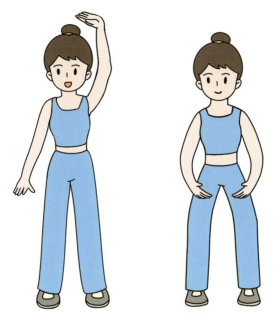

图 8-12　调理脾胃须单举

（4）五劳七伤往后瞧

1）起身：左脚向左开步，与肩同宽，两臂伸直，指尖向下，目视前方。

2）后瞧：两臂外旋，掌心向外，头向左后转，目视左斜后方，动作稍停。右侧动作同左侧，唯方向相反。一左一右为1次，共做3次（图8-13）。

（5）摇头摆尾去心火

1）摇头：左脚向左开步，两腿屈膝半蹲呈马步状，吸气时上身转向左前方，头与膝盖成一条直线，目视右足。

2）摆尾：呼气，右髋关节向前、向左、向后画圆，至身体正中，重心下沉成马步，目视前方。右侧动作同左侧，唯方向相反。一左一右为1次，共做3次（图8-14）。

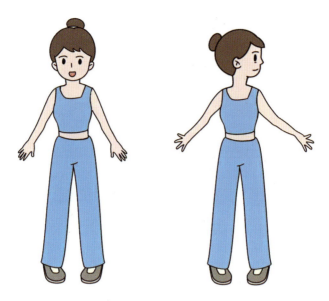

图 8-13　五劳七伤往后瞧

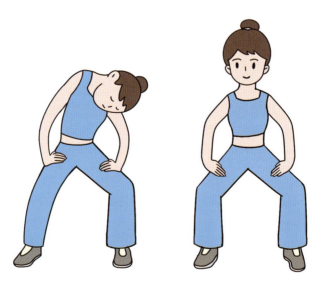

图 8-14　摇头摆尾去心火

（6）两手攀足固肾腰

1）上举：左脚向左开步，与肩同宽，两双手上举于头顶之上，两臂伸直，掌心向前。

2）攀足：两掌心贴着脊柱两侧向下摩运至臀部、小腿后侧、足跟和脚两侧，两掌置于脚面，俯身，目视前下方。一上一下为1次，共做6次（图8-15）。

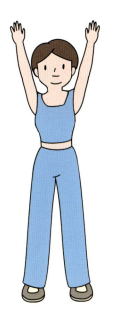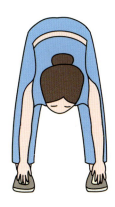

图 8-15　两手攀足固肾腰

（7）攒拳怒目增气力

1）抱拳：左脚向左开步，两腿屈膝半蹲，呈马步状。双手握拳于腰间，拳眼向上，目视前方。

2）攒拳怒目：左拳向前冲出，与肩同高，拳眼向上，目视左拳。左臂屈肘，回收至腰间，拳眼朝上，目视左拳。右侧动作同左侧，唯方向相反。一左一右为1次，共做3次（图8-16）。

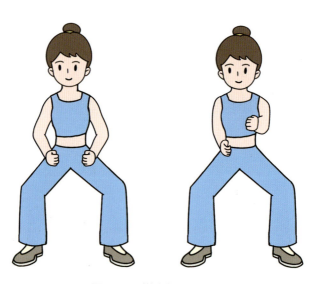

图8-16 攒拳怒目增气力

（8）背后七颠百病消

1）提踵：两足并拢，两腿直立，身体放松，两臂自然下垂置于身体两侧，两足跟提起，动作稍停，目视前方。

2）颠足：两足跟下落至一半，稍停，随即继续下落轻震地面。该式一起一落为1次，共做7次（图8-17）。

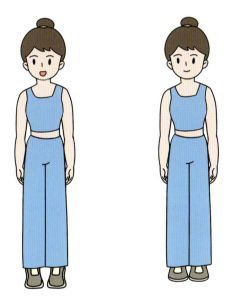

图 8-17　背后七颠百病消

动静兼备利睡眠——五禽戏

五禽戏是由模仿动物的五种动作组成。五禽戏又称"五禽操""五禽气功""百步汗戏"等，是一种外动内静、动中求静、动静兼备、有刚有柔、刚柔并济、练内练外、内外兼练的仿生功法。因其对机体的调理作用，五禽戏对失眠防治也有一定的功效。

五禽戏由五种动作组成，分别是虎戏、鹿戏、熊戏、猿戏和鸟戏，每种动作都模仿了相应动物的动作，右式同左式动作，唯方向相反，配合气息调理。

五禽戏练习可参照国家体育总局五禽戏分解教学视频。

1. 虎戏

（1）虎举：两脚分开与肩同宽，自然站立，两掌上举，撑掌充分向上，拉长身体，如托举重物状。再屈指握拳下拉至胸前，变掌下按。

（2）虎扑：两手经身体两侧上提，前伸，变虎爪，再下按至膝两侧，经身体两侧向前下扑。注意下扑时配合快速呼气，以气催力，力贯指尖。（图 8-18）。

2. 鹿戏

（1）鹿抵：两臂向右侧摆起，身体左转，两腿微屈，重心右移，左脚提起，向右前方着地，屈膝，右腿收回。

（2）鹿奔：左脚向前迈步，两臂前伸，收腹拱背，重心前移，左脚收回，重心后坐，两手变鹿角（中指、无名指弯

曲，其余三指伸直张开），手背相对，含胸低头，使肩背部呈
横弓状（图 8-19）。

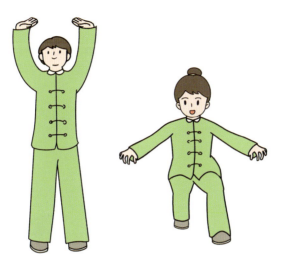

图 8-18　第一式虎举（左），第二式虎扑（右）

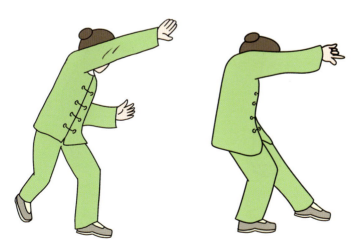

图 8-19　第三式鹿抵（左），第四式鹿奔（右）

3. 熊戏

（1）熊运：两手呈熊掌（手指弯曲，大拇指压在示指、中指的指节上，虎口撑圆），上半身前俯随身体顺时针画弧，再逆时针画弧，两手上提，吸气。

（2）熊晃：左侧髋关节上提，往左前方落步，屈左腿，重心往后靠，再向前靠，左臂在身体前侧方，右臂在身体后侧方（图 8-20）。

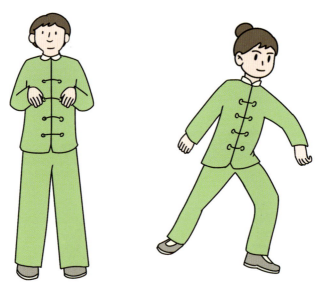

图 8-20　第五式熊运（左），第六式熊晃（右）

4. 猿戏

（1）猿提：两手置于体前，十指捏拢成猿勾（五指撮拢，屈腕），双肩上耸，缩脖，双手上提，收腹提肛，头向左转。

（2）猿摘：模拟猿猴攀树摘果，手型和眼神的变化较多。眼先随左手，当手摆到头右侧时，转头看右前上方，意想发现树上有个桃。然后下蹲，向前越步，重心在右腿，成丁字步，攀树摘果（图 8-21）。

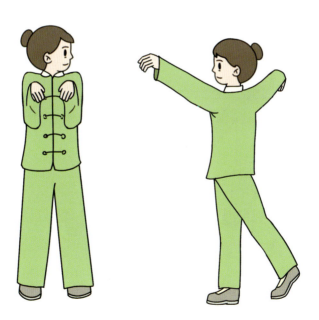

图 8-21　第七式猿提（左），第八式猿摘（右）

5. 鸟戏

（1）鸟伸：两手上举，耸肩缩颈，尾椎上翘，再两手下按，重心右移，后伸左腿，展开双臂，保持身体稳定。

（2）鸟飞：两手在腹前相合，侧平举，单腿伸直独立，左腿屈膝提起，两掌呈展翅状（图8-22）。

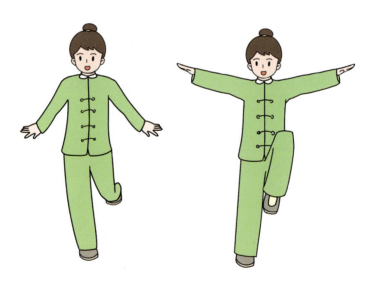

图 8-22　第九式鸟伸（左），第十式鸟飞（右）

调息调身调睡眠——太极拳

　　太极拳是深受大众喜爱的运动方式，具有预防、康复和养生的功能。多项临床研究发现，练习太极拳有助于放松身心，促进关节功能恢复，改善老年血脂水平及机体炎症反应，改善中老年人动脉硬化程度，提升心肺功能、睡眠质量和生活质量。

　　太极拳融合了中国古代阴阳五行学说、道家的哲学思想和养生术，以及中医的经络学说。若能善用太极拳的锻炼原理和方法，调节生活节律，往往可以改善失眠。

　　丹田——元气的培养。当代研究认为，丹田运动实际是通过腰腹内部揉按，帮助调节内分泌，包括增加性激素分泌，从而维持和增强人体的生命力。太极拳吸收了内丹术的合理思想，主张锻炼时气沉丹田和丹田内转，通过转动丹田带动四肢百骸的运动，讲求内不动则外不发。因此，通过进行太极拳锻炼，有望调节内分泌功能，使身体功能正常。

　　松柔——肌体的放松。太极拳要求行功走架时全身"松净"，身心放松，而后真气周流全身，所谓"松才能通"。

　　意气——神经的调节。太极拳主张在无为状态下，以意带形，形意合一。意是意识、意趣、意境等，如果锻炼时几个方面都照顾周到，到了一定阶段，就会进入一种有气感的状态，内气鼓荡，周身舒泰。

　　阴阳——生命的节律。太极拳，将阴阳的道理运用到人体养生。太极中的阴阳是矛盾的双方，既统一又对立，是互生、互化的抽象符号。

通过太极拳的练习，可帮助高效睡眠。

按摩助眠有诀窍——助眠操

下面介绍一套可以改善睡眠质量的助眠操。

1. 助眠操 1

（1）动作要领：①练习者双膝跪在床上或地板上（如在地板上进行，要铺上垫子），双手上举，掌心向前。②身体缓慢向后仰，同时配合吸气并屏住呼吸，直到头部、双臂及手背接触到床面或地板。后腰部及臀部尽量抬起，双膝保持紧贴于床面或地板。上述动作保持 5~10 秒。

（2）注意事项：此运动因人而异，不必追求动作的准确性，适度即可（图 8-23）。

2. 助眠操 2

（1）动作要领：①练习者俯卧在垫子上，双臂自然放于体侧，双手握空拳。②双手掌心向下，指尖向前，吸气，慢慢抬起上身，上半身尽量与地面保持垂直，伸直双臂，眼睛看向前方。③呼气，屈手肘，上半身慢慢还原至初始姿势。

（2）注意事项：此运动因人而异，不必追求动作的准确性，适度即可（图 8-24）。

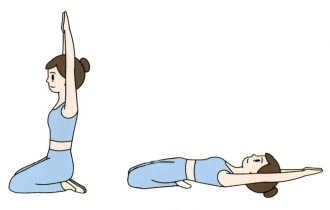

图 8-23　助眠操 1

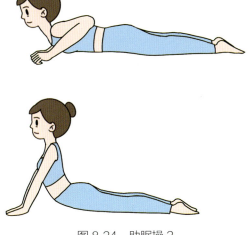

图 8-24　助眠操 2

助眠瑜伽有奇功

古印度瑜伽修行者观察动物的姿势并模仿，创立出一系列有益身心的锻炼方法，即体位法。下面我们介绍两个简单易练的助眠瑜伽姿势。

1. 仰卧放松功

（1）做法：练习者平躺，双臂自然打开，掌心向上，脊椎伸展。闭上眼睛，保持腹式呼吸 10~15 分钟。

（2）腹式呼吸法是最基础的瑜伽呼吸法。呼气时低头，双肘靠近，腹部往内收，把气都逼出来；吸气时抬头，双肘打开，腹部隆起，吸入清新的空气。呼吸要尽量平缓、深沉、悠长。腹式呼吸有按摩腹腔和内脏、放松身体的功效，有助于练习者进入睡眠状态（图 8-25）。

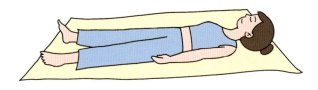

图 8-25　仰卧放松功

2. 犁式

（1）做法：练习者仰卧位，双臂置于腿两侧，掌心向下。吸气，缓缓举起双腿，手轻推地，腰身离地，腿和身体向后弯，越过头部着地，足趾点地，静态保持 3~5 次呼吸。

（2）此方法能放松颈部及肩膀，强化腰腹力量；同时强化各脏腑功能，促进血液循环，调节内分泌系统，进而助眠（图 8-26）。

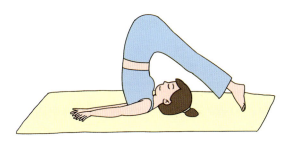

图 8-26　犁式

翩翩起舞功效多

　　舞蹈是人类最早的艺术表现形式之一，不仅可以表达思想、抒发情感，而且也是一种运动，可以锻炼身体，调节情绪，缓解紧张状态，成为治疗失眠症的一种方法。人在舒缓悠扬的音乐声中，潇洒地翩翩起舞，可以把人带到美的境界中。舞者跳舞时与舞伴交谈，交流思想，可调节情绪。人经常跳舞，可促进血液循环，抑制动脉硬化和防治疲劳症、消化不良、骨质疏松症、骨关节炎、肌肉萎缩、动脉硬化、血液循环障碍和心血管疾病等。由此看来，跳舞与慢跑、打太极拳等有相同的功效。

　　舞蹈疗法有哪些具体效用呢？

　　首先，舞蹈可以使内心深处的焦虑、愤怒、抑郁、悲哀等不良情绪充分释放，对心理创伤等心理障碍起到分解和消除的作用。舞者通过优美的动作、欢快的旋律、轻松自如的节奏来抒发情感、宣泄抑郁、化解忧愁、陶冶情操，从而对由心理障碍引起的失眠有治疗作用。

　　其次，舞蹈可调节神经功能。美好、优雅的舞蹈可令人心旷神怡、气血流畅、精神振奋，是一种美的享受，并且可调节大脑皮质、中枢神经系统和自主神经的功能，使其紊乱的、失调的功能得以平衡，从而利于睡眠。

　　最后，舞蹈具有安神、助眠的效果。失眠者中部分患者伴有情绪不稳定，兴奋或抑郁、亢奋或低落、多愁或善感、紧张或懊丧。舞者通过全身运动，使自己有轻度的疲劳感，可使兴奋状态得到安定，焦虑状态得到平衡，身心的双重益处利于睡眠。

悠悠散步睡眠好

"饭后百步走，活到九十九"，这句话说明散步自古以来就是养生、保健的手段。"安步当车"，每天坚持走数千米路不但简便易行，而且尤其适合中老年失眠患者进行锻炼。许多患者的实践经验证明，睡前散步是治疗失眠的一个有效方法。

在散步的过程中，人体的毛细血管扩张，微循环中的血容量增多，心脏的舒缩功能增强，骨骼肌肌群能够进行有节奏的舒缩，不仅可以使机体各脏器的新陈代谢处于最佳状态，而且能降低过高的血压，调节大脑皮质的功能活动，提高耗氧量和调节胰岛功能，促进胰岛素的分泌。长期散步对医疗保健、延年益寿有较好的效果。

一般情况下，傍晚和睡前散步对身体更有益处。人体的

生物钟节律表明，体力、机体反应敏感度、动作的协调性和准确性以及适应能力在傍晚时都处于最佳状态。所以每天在此时进行 30~60 分钟的散步锻炼，有益于养生保健，可以取得事半功倍的效果。

对失眠患者来说，夜晚睡前环境较安静，户外人流量稀少，散步可使人精神放松，荣辱皆忘，心旷神怡。睡前散步适用于治疗失眠，一般宜采用普通散步法，即以每分钟 60~90 步的速度（慢 / 中速）行进，每次走 30 分钟至 1 小时。大家开始锻炼时应循序渐进，可以每天每次走 15 分钟，待身体适应后逐步增加时间。作为经常的锻炼活动，每次最好不少于 30 分钟，否则会影响效果。

散步时应注意正确的行走动作和姿态。散步时应抬头、挺胸、收腹，双眼向前平视，臀部肌肉保持紧张。双腿交替前进，要自然放松，两臂自然摆动，并配合有节奏的呼吸，步速要均匀，避免时快时慢，或走走停停。

科学慢跑睡眠棒

慢跑又称健身跑，简便易行，不受场地和器械的限制，效果明显，是人们防病健身的一种手段。慢跑可以提高心肺功能，使机体的有氧代谢过程进行得比较完善，利于改善和增强机体各组织器官的功能。长期坚持慢跑，还可以保持头脑清醒、精力充沛、精神愉快，消除脑力劳动引起的疲劳，对防治失眠有较好的疗效。

慢跑前，衣服不宜穿得过多，先进行 3~5 分钟准备活动，如先做徒手体操或步行片刻，使心脏及肌肉、肌腱适应，特别是先活动一下脚、踝关节、膝关节，再逐渐过渡到慢跑。

慢跑的正确姿势是两手微微握拳，上臂和前臂弯曲成90°左右，上身略向前倾，全身肌肉放松，步伐要轻快，两臂前后自然摆动。两脚落地要轻，一般前脚掌先落地，然后前脚掌向后蹬地，这样产生的反作用力是向上、向前的，要有节奏地向前跑。

跑步时，呼吸深长而均匀，与步伐有节奏地配合。慢跑时最好用鼻呼吸，也可采用鼻吸口呼。如果前者不能满足需要时，也可以口鼻并用，但嘴巴不要张得过大，用舌尖抵着上腭，以减少空气对气管的刺激。跑步的速度开始宜慢，待身体各组织器官协调适应后，可以放开步伐，用均匀的速度行进。慢跑时应不气喘、不吃力，以两人同跑时可轻松对话为宜。

对于跑的距离远近，一是要逐步递增，二是要从个人的健康与体质的实际情况出发。**可每天跑 20~30 分钟，健康状态好的人每次 20 分钟跑 3~4 千米，健康状态差一点的人每次 30 分钟跑 3~4 千米或略少一点，跑步时心率每分钟一般不要超过 120 次。**跑到终点后，不要马上停下来，要放慢步伐继续跑一段距离，做深呼吸，放松腿部。刚开始做这项运动时，也可以采用跑步与步行交替的方法，循序渐进，不要一味地追求运动量和持续时间。

另外，不要在饭后立即跑步，也不要在跑步后立即进食，以免引起胃液分泌减少，影响消化。同时，应避免在晚上临睡前 1~2 小时跑步。慢跑结束后，应及时用干毛巾把汗擦干，穿好衣服。需要休息 15 分钟后再进行洗浴。

9

第九章

鼾症与失眠

如果您 "打鼾" 明显，

甚至憋醒，

且睡了一整晚

也仍觉得疲劳，

很可能您已患有

睡眠呼吸暂停综合征。

打鼾是病吗

鼾症，俗称"打鼾"，在生活中很常见，很少被人们重视或把它和心身健康联系起来，误以为是"睡得香"。如果您"打鼾"明显且睡了一整晚也仍觉得疲劳，很可能您已患有睡眠呼吸暂停综合征。女性和男性睡眠呼吸暂停综合征的患病率分别约为 9% 和 24%，超重和肥胖人群的发病率更高，肥胖者喉咙周围的组织中容易堆积脂肪，使得气道变窄，夜间呼吸时易出现"打鼾"的现象。

睡眠呼吸暂停综合征在任何人群中均可发生，儿童群体中不少见，在中老年人群中更常见。睡眠呼吸暂停综合征是由多种因素引起的上气道狭窄或人体维持气道开放功能的能力下降，造成体内缺氧和二氧化碳潴留，久则可诱发高血压、糖尿病、高脂血症、冠心病等，或导致原有疾病加重，甚至发生猝死，应规范、系统诊治。

1. 哪些症状可能提示睡眠呼吸暂停综合征

（1）睡眠打鼾，早醒，睡眠不连续，眠中憋闷感甚至憋醒。

（2）起床后口干、头痛。

（3）白天困倦、嗜睡。

（4）注意力不集中，记忆力下降。

（5）烦躁易怒，焦虑，低落。

存在以上症状者，应前往心理睡眠专科进一步筛查。

2. 睡眠呼吸暂停综合征对身体有哪些影响

（1）心血管系统：血压升高、心律失常、冠心病、房颤等。

（2）呼吸系统：呼吸衰竭、哮喘加重，胸部不适感、窒息感。

（3）内分泌系统：胰岛素抵抗、血糖／血脂代谢异常。

（4）泌尿生殖系统：发生遗尿和夜尿次数增多，甚至可能出现性功能障碍；妊娠期合并睡眠呼吸暂停会发生妊娠高血压、先兆子痫和子痫，危害胎儿的生长和出生后发育。

（5）消化及代谢系统：可并发胃食管反流、低氧性肝功能损害及非酒精性脂肪性肝病等。

（6）眼部：并发眼部疾病包括眼睑松弛综合征；非动脉炎性前部缺血性视神经病变；青光眼、视盘水肿等。

（7）神经及精神心理方面：认知功能损害及情绪障碍，可并发脑血管疾病，并发或加重癫痫；经常出现焦虑、抑郁、烦躁等不良情绪；注意力、记忆力下降等（图9-1~9-3）。

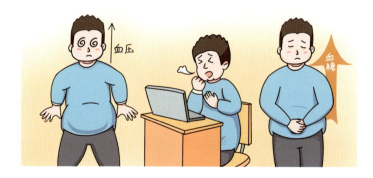

图 9-1　睡眠呼吸暂停综合征的危害 1

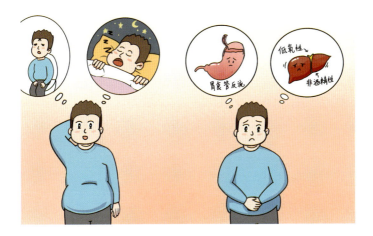

图 9-2　睡眠呼吸暂停综合征的危害 2

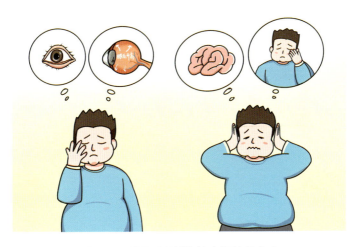

图 9-3　睡眠呼吸暂停综合征的危害 3

睡眠呼吸暂停综合征的风险因素有哪些

睡眠呼吸暂停综合征的危险因素包括年龄、性别、身体情况、家族史和生活习惯等，具体包括以下几点。

1. 患病率随年龄的增长而增加，男女患病率约 2 : 1，绝经后女性患病率明显增加。

2. 肥胖　尤以向心性肥胖为主。

3. 气道狭窄　如鼻中隔偏曲、鼻甲肥大、鼻息肉、鼻腔肿物、腺样体增生、软腭松弛、悬雍垂肥大、咽腔狭窄、舌体肥大、舌根后坠、喉气管软骨软化等。

4. 家族史　有家族史者患病的可能性增加 2~4 倍。

5. 长期饮酒或服用镇静催眠药可加重本病。

6. 吸烟　可加重上气道慢性炎症，从而引发或加重睡眠呼吸暂停。

若有睡眠呼吸暂停综合征典型症状，如夜间打鼾，甚至憋醒，且存在以上危险因素者，应予以重视。

睡眠呼吸暂停综合征相关检查有哪些

临床中睡眠呼吸暂停综合征的常规检查有睡眠呼吸监测、鼻咽纤维支气管镜和嗜睡量表。

1. 睡眠呼吸监测　能够评价夜间是否存在呼吸暂停及评估低氧血症的严重程度。

2. 鼻咽纤维支气管镜　主要评估上气道是否存在狭窄、是否通畅。

3. 嗜睡量表　可以评价患者白天嗜睡的严重程度。

具体进行哪种检查，需要寻求医生的专业意见及帮助，由专科医生根据病情进行判断及选择。

睡眠呼吸暂停综合征的治疗手段是什么

　　睡眠呼吸暂停综合征的基础治疗是控制体重，尤其对于超重或肥胖者。体重指数（body mass index，BMI），是常用的衡量人体胖瘦程度以及是否健康的一个标准，计算公式为BMI=体重÷身高^2（体重单位：千克；身高单位：米）。正常BMI是18.5~23.9kg/m^2，小于18.5kg/m^{2}为消瘦，24~30kg/m^{2}为超重，大于30kg/m^{2}则为肥胖。

　　除了控制体重，中 - 重度睡眠呼吸暂停者，需要使用呼吸机，可考虑联合中医药治疗；符合手术指征者，则需要结合手术治疗，轻 - 中度睡眠呼吸暂停者，在控制体重的同时，可选择中医药治疗。

　　为什么要使用呼吸机？

　　中 - 重度睡眠呼吸暂停患者使用呼吸机后，通过呼吸机的正压给气，能打开气道，使呼吸道气流顺畅，从而恢复血氧、改善睡眠，降低患高血压、冠心病等疾病的风险。

睡眠呼吸暂停综合征患者的日常管理

　　睡眠呼吸暂停综合征患者日常管理需要注重日常生活管理及关注躯体疾病的影响，主要包括以下方面。

　　1. 控制体重　适度运动、合理膳食。

　　2. 戒烟酒。

　　3. 积极控制气道炎性疾病　如鼻炎、咽喉炎、感冒、慢性阻塞性肺疾病等。

　　4. 睡前禁止服用镇静催眠药（使用呼吸机时可遵医嘱服用）。

　　5. 重视高血压、糖尿病、高脂血症、冠心病等疾病的治疗。

10

第十章

睡眠与心身疾病

良好的睡眠

与心脏健康

密切相关。

无论是主动失眠

还是被动失眠，

长期睡眠不好的人，

生物节律都会被打乱，

而影响心率、血压的昼夜节律变化，

进而影响心脏的健康。

"睡不好"会引发心脏问题吗

　　睡眠是人体的一种修复过程，睡眠的好坏直接关系心血管系统的健康。

　　睡不够、睡得多及睡眠质量差都会增加患心血管疾病的风险。和夜间睡眠时间 7~9 小时的人相比，睡眠时间小于 7 小时的人患心血管疾病的风险会升高 14%，而睡眠时间大于 10 小时的人，患心血管疾病的风险则会升高 10%。

　　随着年龄的增长，睡眠不足对心血管系统的影响也会逐渐增加。45 岁以上每晚睡眠时间少于 6 小时的成年人，与每天晚上睡眠 7~8 小时的人相比，其一生中心脏病发作的可能性高出 3 倍，我们应更加重视睡眠对于中年人心脏健康的影响。

　　虽然目前我们无法明确睡眠好坏与心脏疾病的因果关系，但可以确定的是良好的睡眠与心脏健康密切相关。心血管疾病是全球死亡的首要原因，因此我们需要更多地认识到优质睡眠对于保护心脏健康的重要意义。

"睡不好"如何影响心脏健康

　　睡眠通过各种不同的方式影响着心血管系统的生理与病理。

　　心血管系统具有明显的昼夜节律性，生理情况下人体的血压和心率存在昼夜节律，表现为清晨醒来后逐渐升高，于中午达到高峰后逐渐下降，至夜间睡眠时降低。无论是主动失眠还是被动失眠，长期睡眠不好的人，生物节律都会被打乱而影响心率、血压的昼夜节律变化，进而影响心脏健康。

　　睡眠不足则会进一步导致人体交感神经兴奋，体内的儿茶酚胺类物质分泌增加，促进炎症反应，导致高血压、冠心病、心力衰竭及心律失常等心血管疾病的发生。对已有心血管疾病的患者来说，睡不好会增加心血管事件的发生率，导致病情发展。心血管事件通常是指高血压、高血脂、高血糖等心血管疾病的高危因素造成人体血管内皮损伤，导致粥样硬化斑块形成，进而出现心肌缺血、冠心病、心绞痛，然后逐渐发展为心律失常、心肌梗死，最终引发心力衰竭。

"睡不好"会导致猝死吗

近年来，在我们生活中越来越频繁地出现"猝死"这个词。国家心血管病中心发布的《中国心血管病报告 2018》数据显示，我国每年猝死人数高达 55 万，而医院外发生猝死的救治成功率仅有 1% 左右。在大多数人的印象中，猝死多少与睡眠不足、过度疲劳有关，尤其是长期熬夜。但实际上也有一些人即使每天睡眠充足，也会突发睡眠中猝死。

世界卫生组织对于猝死的定义是，平素身体健康或基本健康的患者，在出乎意料的短时间内，因自然疾病而突然死亡，即为猝死。简单而言，猝死是突然发生、快速而不能预知的死亡。根据导致猝死的疾病的不同，猝死分为心源性和非心源性，其中心源性猝死最多，约占 80%。在睡眠中猝死常见的有心源性猝死和呼吸暂停猝死两种。

1. 睡眠与心源性猝死　心肌细胞也有昼夜节律调节，体现在白天和夜间心肌细胞内部钠离子和钾离子水平存在一定变化，而心肌细胞内外不同水平的钠和钾会引发电脉冲，从而引发心脏收缩并驱动心跳，这让心脏在日间人体活跃时可更好地维持心率，而在夜间安静时适应性地降低心率。

与生物钟相反的生活方式，如长期熬夜可能会导致心肌细胞的昼夜节律与人的日常行为"脱钩"，心脏的生物钟被打乱后，会增加心肌梗死、心律失常等心源性猝死的可能性。

2. 睡眠与呼吸暂停猝死　睡眠呼吸暂停综合征是凌晨因心搏骤停而猝死的一个重要原因，涉及心、肺功能及五官结构等问题。我们都知道肺和心脏关系密切，协同工作维持正常的人体功能，它们就像一个团队，如果一个系统功能严重衰竭，另一个系统的功能可能很快就会随即下降。

人在睡眠时若出现呼吸暂停，会引起慢性间歇性低氧、二氧化碳潴留和胸腔内压波动增大，导致夜间微觉醒反复出现而引起睡眠结构异常，伴有呼吸、心率、血压的改变，可引起自主神经功能紊乱、交感激活、炎症反应，进一步导致心脏血管内皮功能损伤、血液呈高凝状态，从而引发内分泌和代谢异常，心率、血压波动大则诱发如心力衰竭、心肌梗死等多种严重心血管疾病的急性发作，甚至导致猝死。

"睡不好" 和内分泌有什么关系

很多内分泌疾病患者存在睡眠方面的问题，同时慢性失眠的患者也有内分泌紊乱的困扰。实际上，睡眠与内分泌之间确实存在相互作用，内分泌激素影响人体的正常睡眠节律；很多激素在睡眠期间产生和分泌，长期睡眠问题容易导致内分泌紊乱，内分泌紊乱也会导致睡眠障碍。

睡眠问题是如何影响内分泌系统的？

对人体非常重要的皮质醇激素、促甲状腺激素和性激素在人睡眠期间分泌，异常睡眠会减少这些重要激素的分泌，长久以来容易诱发内分泌系统疾病，尤其是糖尿病。

睡眠不足会引发身体的应激反应，使机体的交感神经过度兴奋，导致血液中皮质醇增高，皮质醇能够提高糖原分解和脂类、蛋白质的分解，增加血液中的葡萄糖含量。并且皮质醇能够阻断胰岛素发挥作用，主要是身体细胞对于胰岛素发出的"调节血糖"的信息没有"应答"，身体细胞顽固地抵抗胰岛素发出的信息，拒绝打开表面的通道吸收血液中高水平的葡萄糖，这就导致血糖上升。

而且皮质醇能改变瘦素、生长激素释放肽的释放，这些激素也能够影响胰岛素的敏感性，进一步导致胰岛素抵抗程度增加，导致血糖调节障碍，血糖增高，长此以往，逐渐发展成为糖尿病前期的高血糖状态，甚至引发糖尿病。

睡眠不足会使人肥胖吗

当人睡眠不足时，体重就会增加。

睡眠不足是如何影响我们的体重的呢？

首先，睡眠不足时会减少释放有饱腹感信号的激素——瘦素，升高可诱发饥饿感的激素——胃生长激素释放素的水平，在身体中消除"我饱了"的信号，同时放大"我还饿"的感觉，因此睡眠越短，对食物的渴望就越强烈。

那么，睡眠不足导致的饥饿感，真的会让我们吃得更多吗？答案是肯定的。睡眠不足会升高血液中刺激且增加食欲的内源性大麻素，使我们产生"强烈的食欲"。内源性大麻素的增加与瘦素及胃生长激素释放素的变化结合起来，就会向大脑发出一种强烈的"暴饮暴食"信号。

晚上睡得越少，白天越容易吃东西，这是因为人体为了保持清醒需要消耗比平时更多的卡路里，更重要的是，在睡眠不足的情况下，次日一般都会觉得精力不足，不愿活动。睡眠不足就让人更多地摄入卡路里，更少地消耗卡路里，导致肥胖。

由睡眠不足导致的体重增加不仅与过多进食、过少代谢有关，也与进食的食物有关。当睡眠减少时，人们对冰激凌、巧克力等甜食，米、面、熟食等高碳水化合物以及薯片等煎炸膨化食品的渴望度增加 40% 左右。人在缺少睡眠时为什么渴望能快速补充能量的高糖、高碳水化合物饮食？这是因为人缺乏睡眠时，控制人判断和决定的大脑前额叶皮质区域不再活跃，相反驱动欲望和促发动机的上眶额叶皮层、中扣带回皮层和前扣带回皮层等区域活跃度增加，使高卡路里食物在"缺觉"的人眼中变得更有吸引力。当人恢复充足睡眠时，大脑中冲动控制系统也能得到修复，食欲得以控制，进而可有效控制体重。

哪些内分泌疾病会导致睡眠问题

1. 糖尿病引起睡眠问题　糖尿病的高血糖会损害全身的血管，进而损伤多个器官，在神经系统里就表现为神经功能紊乱，容易诱发多种睡眠问题。

2. 甲状腺功能亢进引起睡眠问题　甲状腺功能亢进患者身体分泌的甲状腺激素过多，会使全身的交感神经兴奋，加快脑细胞代谢，容易引起脑细胞缺氧，进一步出现焦虑、坐立不安等情绪和入睡困难、眠浅等睡眠问题。

3. 甲状腺功能减退引起睡眠问题　甲状腺功能减退患者最常合并的睡眠障碍是睡眠呼吸暂停综合征，甲状腺功能减退引起的黏液性水肿可能会进一步减少上呼吸道的开放，降低睡眠期间的血氧含量，使人有"憋醒"的睡眠呼吸暂停的感觉。

睡眠不足会更容易"感冒""生病"吗

人在感冒时，一些人除有发热、鼻塞流涕、咽喉肿痛、全身乏力等症状外，还有一些人开始嗜睡，身体似乎想通过睡眠把病"睡好"，也有一些人开始失眠，既往存在的睡眠问题甚至会加重。

人生病时，体内激活的免疫系统会刺激睡眠系统，让人体通过更多地卧床休息来提高恢复能力。人缺少睡眠时，免疫力会下降，如睡得越少的人，流行性感冒病毒、新型冠状病毒肆虐时，则更有可能感染。睡眠与免疫系统之间存在着

密切的双向联系。

　　许多微生物因子和炎症介质都参与睡眠与免疫之间的联系纽带。例如发挥重要免疫调节作用的白介素-1（interleukin-1，IL-1）在生理非快速眼动睡眠的调节中发挥了不可忽视的作用，如果抑制IL-1的生物作用会导致非快速眼动睡眠（深睡眠）减少而影响睡眠质量。另一方面，当体内存在各种急性炎症反应时，IL-1会持续升高，进而影响睡眠。

　　睡眠不足可能会导致免疫反应失调，人在睡眠剥夺过程中，促炎的细胞因子（如白介素-6和白介素-17A）和趋化因子（如$CXCL_1$和$CXCL_2$）迅速积累，这些促炎因子在血液中增加，从而增加病原体感染发生或恶化的风险，免疫系统的过度激活甚至容易导致细胞因子风暴。这就能够解释睡眠不足的人为什么会更容易感染新型冠状病毒或感染后容易出现"细胞因子风暴"的重症情况。

睡眠不足会致癌吗

    自然杀伤细胞（natural killer cell，NK cell）是免疫系统中的"精英部队"，来源于骨髓淋巴样干细胞，其分化、发育依赖于骨髓及胸腺的微环境，NK 细胞主要分布于骨髓、外周血、肝、脾、肺和淋巴结，能够产生促炎的细胞因子、杀死被病毒感染的细胞及癌细胞。此外，睡眠不足可导致 NK 细胞减少，例如与平均 8 小时睡眠的人相比，只有 4 小时睡眠的人会清除 70% 在免疫系统中循环的 NK 细胞，仅一晚缺少睡眠就会迅速发生这种情况，甚至导致严重的"免疫缺陷"，可以想象，长此以往缺少睡眠，人体抗癌的免疫系统会处于"衰弱"状态，增加患癌的风险。

    除了 NK 细胞，睡眠不足会促使人体交感神经系统过度活跃，交感神经活跃水平增加，将会引起免疫系统不必要而持续的免疫反应。人体一直处于慢性炎症状态，会引起多种健康问题，包括癌症。同时癌症也会"利用"炎症反应，如一些癌细胞会将炎症因子"吸引"进入肿瘤病灶中，以帮助血管增生，为肿瘤供应更多的营养；而肿瘤又会"利用"炎症因子来帮助其进一步破坏癌细胞中的 DNA 并使其突变，从而增强肿瘤的生长能力。

    睡眠不足的肿瘤患者体内肿瘤的生长和扩散速度会比睡眠好的患者增加 3 倍。与睡眠不足有关的炎症因子 IL-1、IL-6 等能促使肿瘤细胞基于全身炎症反应扩散到其他部位。这种恶性发展机制的根本原因是源于和睡眠及肿瘤密切相关的巨噬细胞的作用，睡眠不足使一种名叫 M1 巨噬细胞的数量减少，M1 巨噬细胞有助于抗癌，而睡眠不足则会增加促进肿瘤生长的另一种 M2 巨噬细胞的数量，这就解释了睡眠不足会增加肿瘤发生、发展的风险。

睡眠不足对生殖的影响是什么

缺乏睡眠或睡眠质量不佳的男性，其精子数量要比睡眠质量良好的男性少，也更容易存在精子畸形的问题。睾酮对性功能有重要作用，包括促进性欲及勃起、男性性器官发育和精子的生成以及预防性功能障碍等。然而，如果健康的年轻男性睡眠不足 5 小时，血液中睾酮含量与获得充分睡眠时的基准睾酮水平相比明显下降，而且患有睡眠呼吸暂停综合征的人的睾酮水平明显低于没有患该疾病的人。低睾酮的男性常常感到精力不足，乏力疲劳，很难专注，性欲不强，很难有积极、健康的性生活。

男性并不是唯一因缺乏睡眠而在生殖方面受影响的对象，

女性也一样。卵泡释放激素是女性生殖的重要影响因素，在排卵前达到高峰，也是受孕所必需的重要激素。少于 6 小时睡眠的女性，其卵泡释放激素下降 20%，从而降低受孕率。

无论是男性还是女性，都会受到睡眠的影响，与生殖相关的激素、器官都会因缺乏睡眠而减少分泌、功能退化，甚至导致不孕不育。因此良好的睡眠是生殖健康的保障。

11

第十一章

精神心理疾病与失眠

当个体处于焦虑状态时，

肾上腺素、皮质醇水平会升高，

直至夜间

也保持较高水平，

从而影响

睡眠激素的释放，

使人体失去

稳定的昼夜节律，

导致失眠。

焦虑障碍与失眠

　　偶尔的焦虑情绪是人正常的生活体验，例如重要考试前大多数人会紧张、焦虑，公开演讲时感到忐忑。这种情绪常常是一过性的，考试或演讲结束，焦虑情绪很快消散。一旦焦虑情绪持续不减或反复出现，并影响人的日常生活和社会功能，则可能进展为焦虑障碍 / 焦虑症。

　　焦虑症状可分为精神症状和躯体症状。精神症状主要表现为精神上的过度紧张、恐惧不安，经常对未来可能发生的、难以预料的某种危险或不幸事件担心。躯体症状表现为肌肉紧张、搓手顿足、坐立不安等。还可能伴随心动过速、胸闷气短、头晕、头痛、皮肤潮红、汗多、口干、胃部不适、腹泻、尿频等自主神经功能紊乱的症状。

　　2022 年，Sarah L Chellappa 发表在 *Sleep Medicine Reviews* 的一项研究指出，大约 50% 的焦虑障碍患者存在睡眠问题。患者通常由于精神紧张 / 担心，睡前思虑过多，常感到"难以放松""胡思乱想"而影响入睡，即便入睡亦感到睡眠浅，易频繁觉醒，或梦多、梦境恐怖，或醒后难以再次入睡。此外，失眠和焦虑常常相互影响、互为因果，焦虑障碍的患者容易因过度担心而对睡眠问题产生预期焦虑，很多患者"担心睡不着"，这种对睡眠本身的担忧容易加重失眠，而一旦出现失眠又容易加重患者的焦虑情绪（图 11-1）。

为什么焦虑会影响入睡呢?

2020 年,Mathieu Nollet 等人在 *Interface Focus* 发表的文章中指出,当个体处于焦虑状态时,肾上腺素、皮质醇水平会升高,直至夜间也保持较高水平,从而影响睡眠激素的释放,使人体失去稳定的昼夜节律,导致失眠。同时,在焦虑状态下,人的自主神经功能过度活跃,容易出现心悸、呼吸急促、尿频、多汗等躯体症状,使患者感到更加焦虑。

因焦虑障碍而失眠的患者,要积极寻求精神心理专科医生的帮助,针对焦虑障碍的病因积极进行系统治疗;生活中还应多了解睡眠的相关知识、改变对睡眠过度恐慌 / 担忧的不良认知,避免进食茶、咖啡等兴奋性饮品,睡前避免进行易引起兴奋的脑力劳动及其他活动;还可以通过调息和放松训练,降低交感神经活跃,缓解焦虑,改善睡眠。

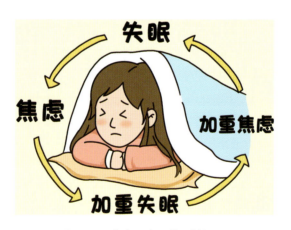

图 11-1　焦虑 - 失眠的恶性循环

抑郁障碍与失眠

抑郁障碍的核心表现是情绪低落、对既往感兴趣的事情缺乏兴趣和动力，精力不足，常感到疲倦，部分患者会出现思维迟缓、记忆力/注意力减退，影响工作/生活状态，甚至会产生悲观消极的想法和行为。

抑郁障碍患者与失眠者有许多共同的致病因素，如神经质性格、生活压力、慢性疾病等。抑郁障碍常常伴随失眠症状，而慢性失眠可能导致抑郁障碍的发生，两者互相影响。

抑郁障碍患者除常见的入睡困难、易频繁觉醒之外，较多出现早醒的表现，一般比平时早醒 2~3h，醒后无法再次入睡。也有少数患者表现为睡眠时间增加，感觉"怎么睡都睡不够"。

慢性失眠可能会导致抑郁障碍的发生。这些患者往往存在精力下降、做事动力不足等情况，而这正是抑郁障碍的重要症状，很多患者在抑郁障碍发生前都会以睡眠障碍作为前期表现。

当然，并不是慢性失眠就一定会导致抑郁障碍。这两者的关系提示我们，**要重视抑郁障碍患者的睡眠管理，睡眠的改善有助于抑郁症状好转**；失眠患者应当积极干预，避免抑郁障碍的发生。出现以上两种情况的人要尽快到精神心理专科就诊，针对抑郁障碍和慢性失眠进行系统规范的治疗。

双相情感障碍与失眠

　　双相情感障碍会表现为抑郁和躁狂交替发作，在抑郁期，患者可以出现抑郁症的种种表现，比如情绪低落、兴趣减退、精力下降、疲乏感、食欲缺乏、自我评价低、消极观念及行为等。而在躁狂发作期，患者的情绪和行为又会到达另一个极端，情绪高涨、精力旺盛、思维联想加快、语速快、讲话滔滔不绝、自我评价过高、注意力难以集中、睡眠需求减少、易烦躁 / 发脾气，甚至出现不顾后果的冲动 / 危险行为。

　　双相情感障碍患者常在躁狂发作期精力异常旺盛，夜间睡眠减少，即便睡眠时间减少亦不感到疲倦。

　　双相情感障碍患者的病情危险度高，容易反复发作，疾病发作时容易影响患者正常的社会功能，要及时到精神心理专科进行诊治。同时，由于部分患者难以主动觉察、主动求治，家人也需要加强对患者疾病症状的了解和认识，帮助患者及时识别疾病的预警信号，积极治疗，促进康复。

物质依赖与失眠

　　物质依赖，主要指长期滥用某种物质后，人体产生的一种心理及躯体上的相对强烈，并且无法自行克制去寻觅、重复使用该物质的状态。常见的、可能会导致依赖的物质，主要有鸦片类、大麻类、可卡因类、致幻剂类、镇静催眠药类等，生活中相对常见的有酒精、烟草、咖啡因等。人体对这些物质的依赖，容易对睡眠产生影响，也会在一定程度上对身体健康造成威胁。

　　以生活中较常见的酒精为例，部分人在生活中有长期酗酒的习惯，也有部分人长期将摄入酒精作为促进睡眠的手段。**若已经产生酒精依赖，患者常常感到需要依靠饮酒才能入睡，在突然停止饮酒时，容易由于戒断反应而产生严重失眠、夜间频繁觉醒的情况。**部分患者长期饮酒还可能进一步发展成慢性酒精中毒，对肝功能、神经系统造成损害。酒精成瘾的患者需要及时前往精神专科/物质依赖专科进行诊治，严重时需要住院治疗。

　　部分患者由于失眠而长期连续服用镇静催眠药，容易对镇静催眠药产生依赖，需依靠服药才能助眠，且对药物的助眠效果逐渐耐受、服药量逐渐增大，而停止服药后又容易出现反跳性失眠加重的情形。对镇静催眠药依赖的患者，需要寻求专业睡眠专科、精神科医生的帮助，针对失眠的病因进行系统治疗，并在医生的指导下逐渐调整药物的治疗方案。

中医如何理解焦虑对睡眠的影响

　　有焦虑情绪的患者多伴有急躁、呼吸浅快的表现，中医多理解为"阳偏亢"的状态，阳气亢于上则上焦气血过旺，阳气无法正常升降出入，阴阳无法调和，则影响睡眠，多表现为入睡难、眠浅易醒等。

　　其次，焦虑情绪属于中医"思"的范畴，中医认为"脾主思""思伤脾"，过度思虑会损伤人体脾胃功能，影响气血生化，导致营卫不足。《黄帝内经》记载："气道通，营卫之行不失其常，则昼精而夜瞑"。营卫之气运行正常，卫气昼行于阳而夜行于阴，人们就会白天精力充沛，夜间正常安睡。反之，就会出现失眠症状。可见，焦虑会通过影响脾胃功能进而影响睡眠。

中医如何理解抑郁与睡眠的关系

　　抑郁情绪属于中医七情中的"悲"。"悲则气消",意思是长期处于悲伤情绪中会损耗人体的气。《黄帝内经》有云:"阳入于阴则寐,阳出于阴则寤。"阳气入阴,人开始睡眠,阳气出阴,人就觉醒了。当气有所损耗,就无法推动阳气入阴或出阴,从而出现失眠。

　　长期失眠会进一步耗伤人体的气,气不足,人容易觉得疲倦,做事的动力下降,对很多事情提不起兴趣,抑郁情绪会进一步加重。

　　可见,抑郁和失眠存在相互影响、恶性循环的关系。

12

第十二章

与失眠相关的心理因素及调适方法

心理治疗需要多次练习

方可逐渐显露疗效，

贵在坚持，

久久为功，

在时间的加持下

方可内化于心，

帮助我们获得

更好的心身状态，

从而预防失眠。

什么性格的人容易失眠

一般来说，完美主义性格、焦虑型性格和抑郁型性格的人容易出现睡眠障碍。

完美主义性格者往往对正确性有很高的要求，过分地注意细节，追求完美，如果事情的结果无法达到他们的要求就会感到难以忍受，他们经常在需要睡觉的时候还在思考如何将事情做得更好，从而影响入睡和睡眠质量。

焦虑型性格者对生活中所发生的事情都会保持一种高度紧张的状态，承受不了一点风吹草动，总是担心不好的事情会发生在自己身上，甚至达到"杞人忧天"的程度。由于大脑总是处于一种紧绷的状态，此类人群的交感神经容易过度亢奋，从而引发失眠，同时还会伴有头晕头痛、胸闷心悸、呼吸不畅、食欲缺乏等躯体症状。

抑郁型性格者多谨慎悲观，爱生闷气，敏感多思，通常把不顺利的事情藏在心里，经历失败或不顺的境遇，容易产生低沉忧郁情绪。入睡时还在回想工作中的失误或人际关系的烦恼，心理压力过大，容易导致失眠、多梦等。

患者在失眠的康复过程中，除了身体的调理之外，发现性格致病因素，并进行适当的调整，也是重要的起效因素之一。

哪些失眠患者需要心理治疗

　　失眠不是简单的躯体疾病。部分患者存在对睡眠不合理的认知、焦虑/抑郁等负面情绪和不良人际关系，导致失眠反复出现、迁延难愈。心理睡眠科医生建议这类患者配合心理治疗，往往可以取得最佳疗效。

　　心理治疗是在心理治疗师的协同下，纠正个体错误认知、消除负面情绪、改善不良人际关系，从而帮助患者解决睡眠或情绪问题的一种治疗方法。

　　在慢性失眠患者中，常见对失眠存在不合理认知，比如，过分关注睡眠；对睡眠存在过高期待，认为睡不够 8 小时会对健康产生影响；或因一晚没睡好就产生挫败感等。这些消极认知使失眠症状进一步恶化，失眠的加重又反过来影响患者的认知，形成恶性循环。因此，这类患者需要接受睡眠的认知疗法，改变对失眠的错误认知。

　　在失眠患者中，还常常存在负面情绪，如焦虑、抑郁等。这类情绪可能与焦虑障碍、抑郁障碍的病情相关，也可能与长期失眠带来的不良体验相关。这部分患者也须通过心理治疗调整负面情绪。可选择的心理治疗方法包括放松训练、催眠治疗和正念治疗等。

　　还有部分患者长期处于不良人际关系、不良家庭关系所带来的心理压力中，导致入睡难、易醒、多梦等，也应当通过心理治疗改善人际关系来调节心情，从而改善睡眠质量。

可选择的心理治疗方案包括婚姻治疗、亲子关系治疗、人际关系治疗等。

综上，失眠患者根据病情结合心理治疗，可提高失眠治疗的准确性，避免失眠慢性化、长期化。鉴于心理治疗的专业性，建议治疗应在专业心理治疗师指导下规范进行。

失眠患者如何配合心理治疗取得最佳疗效

如果我们真的有意愿准备开始心理治疗，有哪些注意事项呢？如何更好地保障心理治疗疗效呢？下面，我们将对心理治疗前、治疗过程中、治疗结束后予以说明。

1. 心理治疗前　我们应当对心理治疗有所了解，制订适当的治疗目标，抱有合理的治疗期待。首先，心理治疗并不能代替药物治疗；其次，心理治疗并不能"速效"，需要根据约定的时间、频率准时参与；最后，心理治疗并不意味着全过程轻松、愉快，在治疗过程中，我们可能需要面对自身的短板，暴露自身的不足，按要求完成相应的治疗作业。当做好以上的准备时，我们便可以走进治疗室，开始第一次心理治疗。

2. 治疗过程中　短程或一次性的心理治疗多为增强认知或放松训练，目的是帮助我们调整认知或掌握具体的训练方法，如认知行为治疗、调息治疗等。在这个过程中，积极配合治疗师完成相关学习及训练是治疗起效的关键因素；长期心理治疗多着眼于性格、关系的调整及创伤处理，如婚姻治疗、人际关系治疗等，最重要的起效因素是与心理治疗师的治疗关系，真诚、开放的治疗关系，有益于疾病的疗愈。因此，在治疗过程中，患者对自己的感受保持开放的态度，在治疗过程中如实地、真诚地表达，是心理治疗起效的关键点。

3. 治疗结束后　心理治疗的最终目标是帮助自身成长，因此治疗结束并不意味着结束。患者在现实生活中不断践行心理治疗中的体悟和感受，方能实现心理治疗的最终目标。

常用于失眠的心理治疗类别

　　与失眠相关心理因素的心理治疗分为三类，即睡眠认知行为疗法、情绪管理、个人成长及关系治疗。

　　睡眠认知行为疗法是睡眠心理治疗的基础疗法，主要包括睡眠及失眠相关知识的宣教及睡眠卫生管理，既可以纠正患者对失眠的不良认知，也能提供睡眠习惯管理策略，已被推荐为慢性失眠患者的首选治疗。

　　除了认知行为治疗，还有以调整患者情绪为核心的心理治疗，着眼于帮助患者放松精神，常用的治疗方法包括放松训练、正念冥想、催眠疗法、艺术疗法等。

　　另外，个人成长及关系治疗也是重要的一类。部分患者的睡眠障碍可能与心理障碍存在相关性，如不善于管理学业或工作压力，因为压力导致失眠，或不知道如何协调人际关系，由此感到困扰并导致失眠。这类患者的症状常常不足以达到心理疾病的诊断标准，却会影响患者的睡眠质量。因此，针对性格偏差或不良关系进行心理治疗，可以帮助此类患者改善睡眠质量。

　　需要注意的是，心理治疗需要多次练习方可逐渐显露疗效，贵在坚持，久久为功，在时间的加持下方可内化于心，帮助我们获得更好的心身状态，从而预防失眠。

睡眠认知行为治疗

　　睡眠认知行为治疗适用于不当的睡眠认知及睡眠卫生不良的患者，从"想法"和"行为"两个方面改变睡眠模式，从而帮助患者改善失眠。

　　常见的睡眠认知行为疗法主要包括睡眠卫生教育、认知疗法、刺激控制疗法、睡眠限制和松弛训练。

　　1. 睡眠卫生教育　通过宣教帮助患者建立正确的睡眠认知。许多人出现睡眠障碍的原因在于睡眠卫生不良，例如作息紊乱，经常熬夜、赖床，睡前玩手机，睡前过度运动，经常进食夜宵、睡前饮酒等。他们未认识到这些习惯会影响睡眠，因此，进行睡眠卫生教育可以帮助患者改变错误认知，纠正错误行为，培养良好的睡眠习惯，从而帮助改善睡眠。

　　2. 认知疗法　改变对于睡眠问题的错误信念和态度也是改善睡眠的重要疗法。其主要内容包括纠正不切实际的睡眠期望；保持自然入睡，避免过度担忧；不要将睡眠质量欠佳进行灾难化的想象；不要因为一晚没有睡好就产生挫败感；培养对失眠影响的耐受力，不要持有夜间睡眠时间不足而白天多睡的补偿心理。

　　3. 刺激控制疗法　其核心理念在于保障患者与床、与睡眠的规律的、单一的联系。具体内容包括在规定的时间上床及起床；不在床上做与睡眠无关的事，如阅读、进食、使用电子产品等；卧床 20 分钟后仍无法入睡者则应当离开床，当有睡意时再回到床上。长此以往，可以给身体设立一种信号，床是用于睡觉的地方，到了床上就应当睡觉，起床后就是清醒的。

4. 睡眠限制　这是一项重要内容，失眠患者往往通过增加卧床时间来帮助自己拥有尽可能多的睡眠，事实上，延长卧床时间会导致睡眠效率下降。因此，睡眠限制的关键在于除正常睡眠时间外，不额外增加卧床时间，避免日间小睡。

5. 松弛训练　即放松训练。可以在睡前进行深呼吸、听放松音乐等放松活动，也可通过学习渐进性肌肉放松、想象放松等方式使自己从压力中放松下来，提高睡眠质量。

睡眠认知行为治疗需要在有经验的治疗师或临床医生的指导下进行。疗程一般不少于 4~6 周，在本疗法实施的最初 1~2 周，睡眠质量可能未见明显提高，甚至变得更差，但只要坚持下来，多数患者的睡眠质量是能够得到改善的。

想象放松

　　想象放松适用于容易紧张、焦虑的人群，通过想象可以帮助我们放松身心，从而获得更好的睡眠体验。其具体方法是：选择一个安静的房间，平躺在床上或坐在沙发上。闭上双眼，想象放松身体每一处紧张的肌肉。想象一个你熟悉的、令自己高兴的、具有快乐联想的地方，或是校园或是公园。注视它，寻找细致之处。如果是在花园，确定花坛、树林的位置，观察它们的颜色和形状。或展开想象的翅膀，幻想你来到海滩/草原，你躺在海滩上，周围风平浪静，波光粼粼，一望无际，使你心旷神怡，内心宁静、祥和。随着景象越来越清晰，幻想自己越来越轻柔，飘飘忽忽离开躺着的地方，融进环境中。阳光洒在身上、微风轻拂着你。你已成为景象的一部分，没有事情要处理，没有压力，只有宁静和轻松。在这种状态下停留一会儿，然后想象自己慢慢地又躺回海边，景象渐渐离你远去。再躺一会儿，周围是蓝天、白云、碧涛、海滩。然后做好准备，睁开眼睛，回到现实。此时，你会感觉头脑平静、全身轻松（图 12-1）。

　　该疗法每天练习 1~2 次，可在午睡或晚睡前进行，帮助自己更好放松身心，改善睡眠。需要注意的是，放松训练为辅助治疗方法，不能完全替代药物治疗，严重睡眠障碍的患者应在专业医生的指导下进行综合治疗。

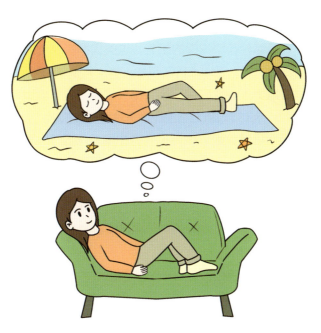

图 12-1　想象放松

肌肉放松训练

肌肉放松训练内容如上节，适用于容易紧张、焦虑的人群，尤其是部分长期失眠的患者，这类人群容易出现躯体紧张、僵硬的症状。该训练旨在帮助人体从紧张状态松弛下来，最终目的是使人心理放松，从而使机体保持内环境的平衡与稳定。本文将介绍临床上常用的渐进性肌肉放松训练。

渐进性肌肉放松训练通过全身主要肌肉收缩 - 放松的反复交替训练，使人体验到紧张和放松的不同感觉，从而更好地认识紧张反应，并对其有意识地放松，最终达到心身放松的目的。这种放松训练不仅能够影响肌肉神经系统，还能使大脑皮质处于较低的唤醒水平，并且能够对身体各个器官的功能起到调整作用。

渐进性肌肉放松训练每一个步骤最基本的动作是：紧张你的肌肉，注意这种紧张的感觉。保持这种紧张感 3~5 秒，然后放松 10~15 秒。最后，体验放松时肌肉的感觉。按以下程序进行放松。

1. 足部　把足趾向后伸，收紧足部的肌肉，然后放松。重复。
2. 腿部　伸直腿，跷起足趾指向脸，然后放松，弯起腿。重复。
3. 腹部　向里、向上收紧腹部肌肉，然后放松。重复。
4. 背部　拱起背部，放松。重复。

5. 肩颈部　尽可能耸起双肩（向上、向内），头部向后压，放松。重复。

6. 手臂　伸出双臂、双手，放松，弯起手臂。重复。

7. 面部　紧张前额和脸颊。皱起前额，皱起眉头，咬紧牙关，放松。重复。

8. 全身　紧张全身肌肉（足、腿、腹部、背部、肩颈部、手臂和面部）。保持全身紧张几分钟，然后放松。重复。

大家做完后，若仍感到紧张，可重复一次。如果一部分身体还感到紧张，可重复此部分练习。

该疗法每天可训练1~2次，任何时间有空即可练习，睡前练习可帮助失眠者更快入睡。

情绪管理类心理治疗

对于因焦虑、抑郁等不良情绪导致睡眠障碍的患者来说，缓解不良情绪可以有效改善睡眠，常用的治疗方法包括放松训练、正念冥想、催眠疗法、艺术疗法等。其中，放松训练可参照上文中的想象放松及肌肉渐进性放松进行训练。

正念疗法

正念疗法是一种"专注于当下"的心理治疗方法，既适用于失眠人群，也适合普通人群在生活中进行训练，帮助自己保养心灵。

思考、分析、厘清问题，是人类大脑的本能，如果不有意识地去控制、调节思绪，大脑就会像一个任性、精力过剩的小

孩，持续搜寻新的刺激，然后不断执行作业，来帮助自己认知周围的环境。大脑也会根据经验，做出惯性反应，当我们身处压力状态，与负面经验有关，就容易产生负面情绪或焦虑感。

正念疗法的核心是通过身心练习，放下评价、减少无意识的惯性反应，来帮助自己的心绪脱离纷乱、更稳定。用训练大脑的方式来思考，类似于把大脑从"任性孩童"，培养成"稳重的成人"。

那如何利用正念疗法帮助睡眠呢？可尝试以下四种方式。

1. 静坐　训练者背部挺直，双脚平放在地板上，双手置于膝盖，找到舒服的坐姿。训练者平静地呼吸，让空气进入身体，如果身体某部位的感受或想法干扰静坐，请记下这种感觉，然后再把注意力转移到呼吸上。

2. 正念饮食　训练者用餐前，先好好欣赏眼前的食物、感受食物的气味；咀嚼时放慢速度，专注于感受食物带给你的体验感。

3. 正念走路　训练者找一个不会被影响的散步场地，先静静站立几分钟，深呼吸、感知自己的全身和周围环境，接着先用比平常更慢的速度步行，同时问自己："脚掌有什么感觉？肌肉正在如何协调、平衡全身？手臂如何摆动？"慢慢加快速度，维持稳定、舒服的节奏。

4. 身体扫描　训练者平躺并伸直双腿，双臂放在身体两侧，手掌朝上。训练者将注意力缓慢、有意识地集中到身体每个部位，依序从足趾到头，或从头到足趾，当意识经过这些部位时，去感受过程中产生的感觉、情绪或想法。

失眠患者可在生活中的时时刻刻进行正念疗法，比如走路、进食、工作中，将注意力保持在当下，从而获得一份从容平静的心境，进而帮助睡眠。

催眠疗法

催眠疗法是一种独特的心理干预方法，适用于缓解人的各种心理问题，包括焦虑、抑郁、恐惧、失眠和某些物质依赖等。

催眠不是帮助人进入睡眠状态。睡眠是一种生理状态，在这种状态下，人体基本不存在意识活动，更不能接收外界指令以及完成相应动作。而催眠疗法是由治疗师通过特定的技术引导个体进入催眠状态的方法。在催眠状态下，人体高度放松，注意力高度集中，有一种似睡非睡的感觉，在催眠状态下，人的潜意识是活跃的，可以配合治疗师完成各种指令，从而在潜意识层面处理和解决心理问题。催眠疗法需要在具有催眠资质的治疗师引导下方能完成，下面仅对大致过程作简要介绍。

催眠疗法的治疗过程可大致分为诱导、深化、干预、唤醒等阶段。在诱导阶段，催眠师使用一系列技术（如深慢呼吸、渐进式肌肉松弛、视觉想象等）帮助被催眠者进入一种深度放松和高度专注的状态。随后，催眠师使用特定的语言和技巧，如倒数、想象等，帮助被催眠者进一步深化催眠状态。

在干预阶段，催眠师会引导被催眠者面对和处理他们的问题，包括访问和解决潜意识冲突，建立新的思维模式和行为策略等，最后，催眠师会逐渐引导被催眠者回到正常的清醒状态。

通过引导个体进入催眠状态，催眠师可以帮助治疗者获得潜意识层面的放松，帮助治疗者探索并解决影响睡眠的心理因素，从而帮助患者获得更好的睡眠质量。

艺术疗法

　　艺术疗法是一种适合所有普通大众进行心灵养护的方法。在失眠治疗的应用中也取得了不错的疗效。该疗法是以艺术（包括绘画、音乐、舞蹈、雕塑、书法等艺术形式）为介质进行心理辅导与治疗的方法。

　　这种疗法在实践过程中需创作一些艺术作品，比如，使用陶土、色粉、颜料创作一个作品，或在治疗师的带领下跳一支舞，听一曲对情绪放松有帮助的音乐等，这些行为都可以提高大脑中 5- 羟色胺的分泌量，降低心率和呼吸频率，给被治疗者带来满足感、愉悦感，帮助被治疗者释放情绪，舒缓压力，从而达到改善睡眠及情绪的作用。

　　在治疗过程中，治疗师与被治疗者还将共同对艺术创作过程及作品的内在意义进行探索，通过心理学分析改变治疗者的负向思维，可平复既往创伤事件的不良影响。

个人成长及关系类治疗

　　部分患者可能因为生活中的烦恼而出现睡眠障碍。比如，因为婆媳关系、夫妻关系不良而烦恼，因此出现失眠；或者因为不会排解学业压力、工作压力而烦恼，从而导致失眠。这些烦恼可能并不足以导致患者出现具体的心理疾病，但烦恼反复出现可能会导致患者长期失眠。因此，此类患者应在性格、应对方式、关系问题方面进行调整，才能改善失眠。

　　此类疗法可以通过个体心理治疗或团体心理治疗的形式来进行，具体的治疗方法并无固定模式，可以是精神分析疗法，可以是人本主义治疗，可以是认知行为治疗。重点在于心理治疗师应根据患者的问题及需求选择适当的方法，帮助患者消除心理问题及障碍，促进患者人格的成熟和发展，提升处理关系的能力，进而改善失眠。

13

第十三章

失眠的中医疗法

中医有丰富的治疗方法，

针对不同失眠患者

的证型和体质特点，

可实现

个体化精准治疗，

助力高效睡眠。

助眠的中药

　　1. 中药方剂　中医有丰富的方剂宝库，针对不同失眠患者的证型和体质特点，可实现个体化精准治疗，助力高效睡眠。

　　（1）气虚型：常用方有四君子汤、补中益气汤等，可使用党参、黄芪等有益气功效的药物。

　　（2）血虚型：常用方有酸枣仁汤、归脾汤等，可使用酸枣仁、当归等养血补血药物。

　　（3）阴虚型：常用方有天王补心丹、地黄丸类方、麦门冬汤等，方中有生地黄、麦冬等滋阴药物。

　　（4）痰湿型：常用方有平胃散、二陈汤等，方中有茯苓、苍术等祛湿药物。

　　（5）湿热型：常用方有三仁汤、黄连温胆汤等，可使用薏苡仁、竹茹等祛湿清热药物。

　　（6）脾虚湿热型：常用方有黄芪人参汤、清燥汤等，方中既有祛湿的苍术，又有黄芪、人参等补气健脾药物。

　　中医证型的准确辨证决定中药方剂的疗效，因此，建议在专业中医师的指导下选用。服药期间忌生冷、辛辣、油腻、刺激性的食物。

　　2. 中成药　中成药治疗失眠具有便携、服用方便、免煎煮的独特优势，疗效可观，深受百姓喜爱。但使用者在选用时还需注意区分，同样是失眠，由于病因不同，药物选择上也不相同。

那么，常见改善失眠、安神助眠的中成药有哪些？应该如何选择呢？

（1）归脾丸：内含党参、当归、酸枣仁、远志、龙眼、木香、黄芪等中药。适用于思虑过度、劳伤心脾的心脾两虚型失眠，多伴有多梦、心悸、健忘、面色萎黄、食欲缺乏、营养不良、疲倦乏力、头晕目眩等症状。这种失眠大多由于日常工作压力、家庭事务、学习任务繁重等导致思虑过多，或由于不健康的饮食习惯导致脾胃虚弱，从而使气血生成不足，导致心血不足，最终使心神无处寄居，心神浮越，难以入眠。

（2）天王补心丹：内含生地黄、人参、丹参、当归、酸枣仁、远志、柏子仁等中药。适用于思虑过多、诸事上心的心阴亏虚型失眠，多伴有心悸、心烦、头晕、耳鸣、健忘、口干等症状。

（3）朱砂安神丸：内含黄连、朱砂、当归、生地黄等药。适用于心火亢盛、阴血不足而致神志不安的心火旺盛型失眠，多伴有心烦、坐立不安、面红、口渴、心悸不安等症状。

由于此方中含有朱砂，是处方药，应在专业医师及药师指导下使用。

相比天王补心丹，朱砂安神丸的清热和宁神作用更强，适合心烦明显、坐立不安、小便黄赤的失眠患者。

膏方疗法

膏方进补和防病的传统在我国源远流长，膏方又名"膏剂""膏滋""煎膏"。医生根据患者的体质开出膏方，经煎煮、过滤、浓缩等制作工序，形成的一种膏状物质。具有浓度高、体积小、药性稳定、服用时无须煎煮、口感好、便于携带等优点，且在制作中经常加入蜂蜜、阿胶、鹿角胶等成分，补养的力量更加显著，是防病、治病的好选择。

再好的膏方也不可盲目使用，适宜服用膏方的人群主要包括亚健康人群、身体功能衰退的老年人、女性群体、慢性疾病患者、产后和术后体虚人群、生长需要或体虚的儿童青少年群体等。

这些人群因年龄、性别的不同，体质往往有所偏颇，选方用药也有所差异。如老年人脏腑器官衰退，气血运行迟缓，膏方中多佐行气活血之品；女性以肝为先天，易于肝气郁滞，故宜辅以疏肝解郁之药；儿童为纯阳之体，不能过早使用峻补之品，多以甘淡之品调养；中年人负担重，又多七情劳逸致伤，治疗时多需补泻兼施。

失眠者也适合使用膏方进行调养，医生结合患者体质，根据患者失眠的病因、病机进行辨证施方，调整人体脏腑气血阴阳，从根本上治疗失眠，使机体达到"阴平阳秘"的状态。下面列举几种常见证型的膏方。

1. 阴虚火旺型

（1）证见：心烦失眠，心悸不安，头晕耳鸣，五心烦热，口干津少，苔少或无苔，脉细数。

（2）药物：丹参、磁石、夜交藤、酸枣仁各 300 克，阿胶 250 克，生地黄、熟地黄各 200 克，麦冬、灵芝、百合、茯苓、五味子各 150 克，谷芽、甘草、远志、当归、党参、川牛膝各 100 克，陈皮 60 克，砂仁 50 克，小川黄连 30 克。

（3）制法：上药除阿胶外，其余药物加水煎煮 3 次，滤汁去渣，合并滤液，加热浓缩为清膏，再将阿胶加适量黄酒浸泡后，隔水炖烊，冲入清膏和匀，最后加蜂蜜 300 克收膏即成。每次 15~20 克，每天 2 次，开水调服。

（4）加减：如五心烦热、潮热盗汗者，加黄柏 100 克、知母 60 克、龟板胶 100 克。

2. 心脾两虚型

（1）证见：多梦，易醒，心慌健忘，头晕眼花，食欲缺乏，面色少华，舌淡，苔薄，脉细。

（2）药物：黄芪、酸枣仁、夜交藤、丹参各 300 克，阿胶 250 克，茯苓、党参、大枣、五味子、柏子仁、白术、熟地黄、白芍、远志、灵芝各 150 克，刺五加、黄精、当归、龙眼肉、神曲各 100 克，陈皮、炙甘草各 50 克，砂仁 60 克，桔梗 30 克，木香 15 克。制法同上。

（3）加减：如失眠较重者，加生龙骨、生龙齿各 200 克。

3. 心胆气虚型

（1）证见：失眠多梦，入睡后易惊醒，遇事善惊，胆怯，心悸，气短，疲乏，苔薄，脉濡细等。

（2）药物：茯苓、夜交藤、生龙骨、生龙齿各 300 克，阿胶 250 克，菖蒲 200 克，党参、酸枣仁、合欢皮、灵芝、麦冬、百合各 150 克，炙远志、五味子、刺五加、竹茹各 100 克，半夏 90 克、胆南星、黄连、川芎各 60 克，木香 30 克。制法同上。

（3）加减：如遇事善惊、心悸不安者，加磁石、珍珠母各 200 克。

4. 膏方使用过程中的注意事项　①患者服药期间，应忌食生冷、油腻、辛辣等不易消化及有刺激性的食物；②如餐前服用而感胃肠道不适者，可调整至餐后 30~90 分钟服用；③患者不宜用茶水、牛奶送服，且服用膏方前后两小时不宜饮茶；④阳虚有寒者，应忌食生冷；阴虚火旺者，忌食辛辣刺激食物；哮喘者，忌食虾蟹腥味等；⑤患者在感冒、咳嗽期间、慢性疾病发作阶段、胃肠功能紊乱时，不宜服用膏方；⑥传染病患者在急性期和活动期均不宜服用膏方；⑦妊娠期女性、老人、儿童及其他特殊人群应严格在医生的指导下服用膏方；⑧患者遇到大便不通、小便不利、红肿热痛等上火情况时应暂停服药。

中医外治法
按摩疗法

　　按摩疗法是在人体特定的穴位、部位等处进行按摩以达到防病、治病、强身健体的一种方法。按摩人体不同部位，有着不同的防治失眠的原理。

　　1. 耳穴按摩操　人体躯干和内脏均在耳郭有一定的反应部位，按摩耳穴可疏通经络、调节气血，有助于安眠。

　　操作方法：双手搓热，用示指、拇指捏耳垂，往外拉耳屏、对耳屏，从上往下捋对耳轮和耳郭，按揉三角窝，搓揉耳背，各做 10~20 次。每天早晚可做 2~3 次，以耳郭潮红微微发热为度。

　　2. 头部按摩　头为"精明之府""诸阳之会"。患者对头部进行按摩，能够直接刺激连接大脑皮质的血管系统，促进脑部血液循环，疏通经络，升清阳之气，对失眠有较好的疗效。常用的穴位有印堂、神庭、百会、四神聪和风池，每次取 3~4 个穴位，每个穴位按揉 3~5 分钟（图 13-1~ 图 13-3 ）。

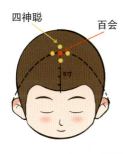

图 13-1 百会、四神聪

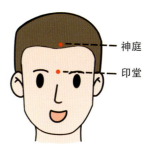

图 13-2 神庭、印堂

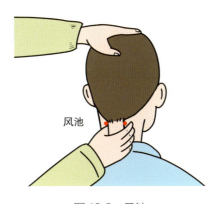

图 13-3 风池

3. 手足穴位按摩 劳宫位于手掌心，手微握拳头时，中指尖对应的位置就是该穴。劳宫为手厥阴心包经穴位，具有清心火、宁心安神的作用，用于治疗入睡困难、多梦、早醒、神经衰弱等症（图 13-4）。

涌泉位于足底部，蜷足时足前部凹陷处，约当足底第 2、3 跖趾缝纹头端与足跟连线的前 1/3 与后 2/3 交点。涌泉为足少阴肾经穴位，具有开窍、泻热、补肾等功效。以上两穴各按揉 3~5 分钟（图 13-5）。

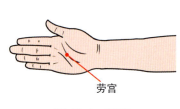

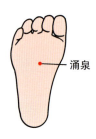

图 13-4　劳宫

图 13-5　涌泉

　　劳宫推擦涌泉：两手涂适量润肤露后搓热，先用左手劳宫推擦右脚涌泉，再用右手劳宫推擦左脚涌泉。每晚睡前可推擦 3~5 分钟，以涌泉皮肤发热为度。

　　大家每晚睡前按顺序做耳穴操、头部按摩、手足穴位按摩，配合中医调息和音乐疗法，效果更佳。

艾灸疗法

1. 腹部艾灸 艾灸疗法是以艾绒为主要原料，点燃后置于体表的一定穴位上进行烧灼、温熨，借灸火的温和热力以及药物的作用，通过经络的传导，起到温通经络、益气活血、扶正祛邪作用的一种外治方法。

为何在失眠治疗中，建议腹部艾灸呢？因为腹部至关重要，为脏腑所居之地，气血升降的枢纽。腹部是肠道所在的位置，肠道菌群、肠道黏膜是否健康已被证实与人体睡眠质量优劣有密切关系。

这里介绍方便操作的温和灸、隔姜灸、隔盐灸几种常用方法。

（1）温和灸：操作者将艾条的一端点燃，对准施灸部位，距离约1~2厘米进行熏灸，局部有温热感而无灼痛感。可选择神阙、气海、关元等穴位，一般每穴灸3~5分钟，以局部皮肤微发热、潮红为度。艾灸过程中应注意及时弹落艾灰，防止烫伤。

艾草性辛温，可通行十二经、振奋元阳、祛寒逐冷、除风燥湿、调理气血，《本草纲目》谓："灸之则透诸经而治百种邪，起沉疴之人为康泰，其功大矣。"因此温和灸适用于各种慢性虚寒型疾病以及寒湿瘀阻经络等所致的疾病，包括失眠、各种痛症、消化道疾病等。

（2）隔姜灸：操作者切取厚约3~4毫米的生姜1片，用棉签扎小孔，捏搓2~3个合适的圆锥形艾炷放置于姜片上。

操作者点燃艾炷，待姜片稍温后，将姜片放置于肚脐（神阙）上。艾炷燃烧完后，更换1个。操作者施灸过程中，应注意防止烫伤，以局部皮肤微发热、潮红为度。

生姜味辛、性微温，归肺、脾、胃经，有解表散寒、温中止呕、化痰止咳等功效。隔姜灸将生姜与艾灸的特性结合起来，具有"1+1>2"的效果。适用于脾胃虚寒型失眠患者。

（3）隔盐灸：艾灸者仰卧屈膝，暴露脐部。操作者取纯净、干燥的细青盐适量，可炒至温热，纳入脐中（神阙），使青盐与脐平或微微高于肚脐，或在盐上放一薄姜片以防止食盐受火爆裂烫伤。操作者然后上置艾炷施灸，至稍感烫热，即更换艾炷。一般灸3~5壮，以温热舒适为度。

盐入肾，隔盐灸可培补脾肾，适用于各种因脾肾不足导致的疾病，如腰膝酸软、怕冷、失眠等。

腹部艾灸的较佳时间为上午，艾灸时做好通风排烟工作，必要时可戴口罩。皮肤损伤者、腹腔炎症者、孕妇、阴虚发热者、糖尿病患者、腹部肿瘤患者等不宜行腹部艾灸，艾灸前建议咨询专业医生。

2. 穴位艾灸

（1）百会：百会位于前发际正中线上，两耳尖连线的中点，可调节人体阴阳平衡，具有安神助眠的功效（图13-1）。

（2）内关：内关位于前臂掌侧心包经上，腕横纹上2寸，掌长肌腱与桡侧腕屈肌腱之间，具有宁心安神、缓解疲劳的作用（图13-6）。

（3）神门：神门位于腕部，腕掌侧横纹尺侧端，尺侧腕屈肌腱的桡侧凹陷处。神门是心经的原穴，擅长养心安神（图13-7）。

（4）三阴交：该穴位于小腿内侧，足内踝尖上3寸，胫骨内侧缘后方凹陷处。三阴交是足太阴脾经、足少阴肾经和

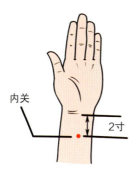

图 13-6 内关

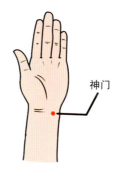

图 13-7 神门

足厥阴肝经三条经络的交汇处，可调补肝、脾、肾三经气血，养血安神，改善睡眠。

（5）照海：照海位于足内侧，内踝尖下方凹陷处。照海是足少阴肾经的穴位，具有滋阴清热、安心神的作用，适用于阴虚所致失眠患者。

（6）太冲：该穴位于足背，第一二跖骨结合部前下方凹陷处。太冲具有疏通肝气、滋养肝血、安神助眠的功效（图13-8）。

（7）涌泉：涌泉位于足底，蜷足时足前部凹陷，约当第2、3跖趾缝纹头端与足跟连线的前1/3与后2/3交点。涌泉是足少阴肾经的首穴，具有滋阴降火、养心安神的作用（图13-5）。

存在失眠问题的患者，可每天选择艾灸上述穴位中的3~4个，有助于缓解失眠症状、改善睡眠质量。

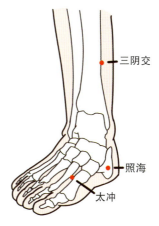

图 13-8 三阴交、
照海、太冲

拔罐疗法

拔罐疗法是以罐为工具，利用燃烧、蒸气、抽气等造成负压，使罐吸附于施术部位发生充血现象，从而达到治疗目的的一种外治法（图13-9）。

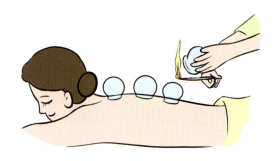

图13-9 拔罐

当人体受到风、寒、暑、湿、燥、火的侵袭或情志内伤后，会导致脏腑功能失调，生成病理产物，如瘀血、痰涎、宿食、水浊、邪火等，这些致病因子滞留脏腑，瘀阻经脉，逆乱气机，最终导致各种病症。中医认为，拔罐可以开泄腠理、扶正祛邪，从而使经络气血得以疏通，脏腑功能得以调整，达到防治疾病的目的。失眠患者通过拔罐疏通经络、调节内脏，可有效改善身体功能，纠正紊乱状态，从而改善睡眠。

安全起见，建议读者在家属协助下使用真空抽气罐。

操作步骤： 操作者先将抽气罐紧扣患者背部膀胱经所在位置，用注射器通过橡皮塞抽出瓶内空气，使产生负压，即能吸着。留置适当时间后起罐，操作者用棉球将皮肤表面擦干净。

拔罐的操作方法虽对于非医疗人员相对简便，但操作过程中我们需要注意以下事项。

1. 避免过饱、过劳、过饥时拔罐。

2. 摆好舒适体位，尽量保持心情放松，以使肌肉状态松弛。

3. 选择合适的部位　建议选择"背俞穴"，因其与支配相应内脏器官的神经节段相吻合，可直接调整脏腑功能，尤其适用于痰湿型和湿热型失眠患者。

4. 注意保暖　拔罐时室内温度应保持在 20℃ 以上，在避风处进行，以防着凉。

5. 留罐时间不宜过长　以 5~10 分钟为宜，时间过长会导致发泡。

6. 拔罐后皮肤可能会有痒感，应避免抓挠，防止皮肤破溃。拔罐后，如果出现水疱，当天避免洗澡。如果水疱较大或者长期无法自行消退，应到医院就诊。

7. 禁忌证　过饱、过饥、酒后、过度疲劳或剧烈运动后，凝血功能异常者、严重心血管疾病患者、皮肤病尤其是存在皮肤破溃者。

头部刮痧

　　刮痧疗法的理论依据同样是中医的经络学，现代医学理论将刮痧疗法视为一种特殊的物理学疗法，认为刮痧通过机械刺激可刺激神经电位形成，增强人体内环境的适应性，改善人体内环境，促进全身新陈代谢，尤其适合失眠伴发焦虑、紧张情绪、头痛、热证者。

　　为何失眠建议选用头部刮痧呢？

　　因为人的头部是"诸阳之会"，汇集了人体的重要经脉和多处特殊刺激区。这些经脉和穴位起着运行气血，濡养全身，抵御外邪，沟通表里上下的作用。

　　如何进行头部刮痧呢？

　　首先，应选择合适的器具，往往可以就地取材，不管是名贵的玉器、砭石，还是光滑的瓷器、牛角、勺子、硬币，甚至弯曲的手指指间关节都可以完成刮痧操作。还需要准备一小瓶刮痧油或润肤油，不仅可用于滋润皮肤，还能减少因刮拭过程中的摩擦对皮肤的损伤，自己在家就可以进行刮痧操作。

　　操作具体方法：从前向后刮，类似于平时的梳头动作。采用先轻后重再轻的手法，沿着头部经络，如三焦经、胆经、督脉，刮 10~20 次，以被刮痧者感觉舒适、皮肤轻微潮红为宜。

　　头部刮痧宜在早晨或大脑疲倦时进行，不宜在临睡前刮拭头部，以免增加神经兴奋性，不易入睡。刮痧治疗时应注意室内保暖，避免冷风直吹刮拭部位，刮痧结束后 30 分钟内忌洗凉水澡。

另外，操作者操作时适当出痧即可，不宜追求多出痧，避免损伤深层组织而出现病理性的炎症。

中医调息疗法

中医调息疗法是通过调整呼吸深浅及节奏，达到松弛膈肌、调节身体含氧量、放松身心、平稳情绪、改善睡眠的目的。

本文简要介绍基础版练习法，主要针对存在失眠问题，易胸闷、心跳加快、气短、气促的人群。

1. 呼吸方法　10~15 分钟。

2. 坐姿　练习者双腿分开，膝盖与肩同宽，脚尖平行向前，手心向上放于膝盖，小臂、肱二头肌、肱三头肌处于放松状态，腰部尽量挺直，不要靠椅背（若腰部不适或者腰椎间盘突出者可以靠椅背）。练习者臀部坐于椅子前 1/3 处，注意大小腿的夹角尽量呈 90°~120°，不要小于 90°，下颌微微往内收，闭上眼睛，若进行调息时出现眼眶湿润或者流眼泪的现象，都属于正常现象，不用担心。

3. 呼吸节奏　用鼻子深慢地吸气，吸气饱满后要憋气 1~2 秒，憋气后用嘴呼气，呼气越深、越慢、越细，效果越好。

规律地练习调息可以给人的行为带来长期改变，包括能更好地控制情绪以及保持心境稳定，还能引发一系列副交感神经反应，如降低人的心率、血压、压力激素水平和焦虑程度。为良好的睡眠创造适宜的精神和身体条件。

中医音乐疗法

　　音乐疗法是以音乐活动为媒介，通过音乐的特质对人体产生影响，协助患者在治疗过程中达到生理、心理及情志的调和，从而消除心理障碍，恢复或增进身心健康的治疗方法。

　　音乐疗法是如何对健康和睡眠发挥作用的呢？

　　《史记》记载："故音乐者，所以动荡血脉，通流精神而和正心也。"中国古人早已发现，利用不同类型的音乐可以平衡阴阳，从而达到调节人体气机、畅达脏腑、摄养神志等作用。《黄帝内经》认为，天有五音，人有五脏。五行之音律，可以调理五脏之气机，促进五脏平衡运作，更好地调节心理、情绪和精神状态等。

　　2023 年，Helle Nystrup Lund 在 *Nordic Journal of Psychiatry* 上发表的论文指出，合适的音乐可改善入睡，提升睡眠质量，增加生活幸福感。

　　如何选择乐曲改善睡眠？

　　助眠者可选择《二泉映月》《平湖秋月》《烛影摇红》《军港之夜》《杨翠喜》《出水莲》《银河会》《仲夏夜之梦》等曲目。伴忧郁情绪者可以听《悲怆》《江河水》《悲痛圆舞曲》《D 小调第六交响曲》《蓝色多瑙河圆舞曲》《花好月圆》《喜洋洋》《春天来了》《啊！莫愁》等曲目。情绪波动者可以选择《塞上曲》《春江花月夜》等曲目。

　　音乐疗法通常在睡前进行，保持室内环境安静，营造睡眠气氛，一般 20~30 分钟，音量不超过 60 分贝。如果配合睡前静坐 10 分钟，效果更好。

贴敷疗法

贴敷疗法又称为"外敷法"，是最常用的天然药物外治法之一，是许多疾病的有效治疗方法，包括失眠。

贴敷疗法是将鲜药捣烂，或将干药研成细末后以水、酒、醋、蜜等物质调匀，直接涂敷于患处或穴位上，是融经络、穴位、药物于一体的复合型治疗方法，对失眠有一定疗效。

1. 具体方法

（1）取穴

1）基本穴：双侧涌泉。

2）配穴：昆仑、膻中、风池。

（2）贴敷中药：用失眠散贴敷穴位，具体药物包括朱砂 6 克，龙骨 180 克，琥珀 18 克，肉桂 6 克，磁石 180 克。用粉碎机把药物研成粉末，用醋和凡士林调和成稠糊状，放入容器中备用。

（3）贴敷方法：入睡前，使用者用加入适量醋的热水泡脚 30 分钟，擦干足部并晾干，按摩双足涌泉、昆仑及膻中、风池约 10 分钟，将调制好的中药糊约 6 克放入敷贴中，把敷贴贴在穴位后再按摩 10 分钟，若无烧灼不适感则于次日睡醒后取下，10 天为 1 疗程。

2. 以上方法已经经过临床验证，效果明显，除此之外还有两种贴敷方法也同样有效。

（1）使用者取吴茱萸、肉桂等份，研末后装瓶备用。每天晚上临睡前取药末 5~10 克，加入蜂蜜调成药膏，贴在一侧的神门、三阴交上，然后用纱布包扎好。每天换药 1 次，左右侧穴位交替用药。实践证明效果显著。

（2）使用者把炒酸枣仁、丹参、夜交藤等份研成细末，装瓶备用。每天晚上临睡前取药末 5~10 克用蜂蜜调成药膏，贴于两侧神门上，用纱布包扎，每天换药 1 次。这个方法能够养血安神，配合穴位按摩或者艾灸，效果比较理想。

需要提醒的是，尽管贴敷防治失眠行之有效，仍需注意以下事项及禁忌证。

3. 注意事项

（1）贴敷期间禁食生冷、海鲜、辛辣刺激性食物。

（2）贴敷药物后注意局部防水。

（3）对胶布过敏者，可选用低过敏胶带或用绷带固定贴敷药物。

（4）对于残留在皮肤的药膏等，不宜用汽油或肥皂等有刺激性的物品擦洗。

4. 禁忌证

（1）贴敷局部的皮肤有创伤、溃疡、感染或有较严重的皮肤疾病者，应禁止贴敷。

（2）孕妇腹部、腰骶部以及某些可促进子宫收缩的穴位，如合谷、三阴交等，应禁止贴敷，有些药物如麝香等孕妇禁用，以免引起流产。

（3）糖尿病、血液病、发热、严重心肝肾功能障碍者慎用。

（4）艾滋病、结核病或其他传染病者慎用。

熏洗疗法

熏洗疗法是中医外治法中重要的一种，是中国传统医学重要的组成部分，民间亦称为"药浴""熏蒸"等。熏洗疗法是将配置好的中草药加清水煮沸后，先用蒸汽熏蒸患部或全身，再用药液淋洗、擦洗或浸浴全身或患处，通过皮肤、孔窍、腧穴对药物的吸收，经过经络调节、脏腑输布和药物刺激作用，促进阴阳恢复平衡，从而产生治疗作用的一种防治疾病的方法。临床用于治疗失眠效果良好。

熏洗疗法可分为全身熏洗法、局部熏洗法两种。下面，我们具体介绍局部熏洗法中的足部熏洗法。

1. 熏洗疗法方一

（1）药物：黄连 10 克，肉桂 15 克，细辛 6 克。

（2）操作：加水 1 000 毫升，武火烧沸 5 分钟即成。待温，熏洗、浸泡双足，每晚睡前 1 次，浸泡不少于 20 分钟，每剂药连用 3 次（后 2 次烧至沸即可），每 9 日为 1 疗程。

2. 熏洗疗法方二

（1）药物：栀子 15 克，川芎 15 克，红花 15 克，白芷 9 克，小茴香 12 克，牛膝 20 克。

（2）操作：上药研末，每次取 20 克，煎水约 4 升，足浴或熏洗双下肢，每天 1 次或 2 次，每次 20~30 分钟（每晚 1 次或者每天中午、晚上各 1 次），建议患者熏洗时对双侧涌泉和三阴交进行穴位按压。治疗 6 周为 1 个疗程。

3. 注意事项　周围感染性病灶已化脓破溃时禁止使用局部熏洗法；孕妇禁用红花等活血类药物熏洗。

针灸疗法

　　针灸治疗失眠的机制和作用，在于能协调阴阳、扶正祛邪、疏通经络，从而达到改善睡眠的目的。

　　1. 常见的失眠分型有 5 类

　　（1）心脾两虚：多梦易醒，伴心悸、健忘、头晕目眩、神疲乏力。

　　（2）心胆气虚：多梦，易惊醒，平日易受惊吓、易紧张。

　　（3）肝郁化火：心烦而不能入睡，烦躁易怒，胸闷、胁肋部胀痛，口苦，便秘，尿黄。

　　（4）阴虚火旺：心烦不能入睡，夜间容易觉醒，手足心热，两颧发红，时有潮热，口干。

　　（5）痰热内扰：睡眠不安稳，心烦，口苦痰多，头晕目眩。

　　2. 根据以上分型，常用针灸法如下

　　（1）处方：神门、内关、百会、安眠。

　　（2）取穴加减：①心脾两虚者，加心俞、脾俞、三阴交，补益心脾，益气养血；②心胆气虚者，加心俞、胆俞、丘墟，补心壮胆，安神定志；③阴虚火旺者，加太溪、太冲、涌泉，滋阴降火，宁心安神；④肝郁化火者，加行间、太冲、风池，平肝降火，解郁安神；⑤痰热内扰者，加中脘、丰隆、内庭，清热化痰，和胃安神。

　　针刺后留针 30 分钟后出针。每天 1 次，10 次为 1 个疗程。针灸治疗需专业人士操作，患者勿自己行针刺操作。如有需要，可尝试按照上述取穴自行进行穴位按摩，也可取得一定疗效。

耳穴疗法

《黄帝内经》认为，十二经皆通于耳，耳与人体四肢百骸、五官九窍通过经络相互沟通，与人体的生理、病理密切相关。运用耳穴疗法治疗和预防失眠的历史悠久，明万历年间朝鲜许浚的《东医宝鉴》中引用中国道家的方法："以手摩耳轮，不拘遍数，此所谓修其城郭，补其肾气，以防聋聩，亦治不睡也。"

常用的耳穴治疗方法有以下几种。

1. 王不留行子贴压法

（1）选穴：主穴为心、神门、皮质下。配穴为肾、肝、胃。

（2）方法：耳郭皮肤用75% 酒精消毒、待干，用耳穴探测仪或弹簧探棒探测取准穴位，用 0.7 厘米 ×2 厘米的医用胶布将王不留行子固定在所选穴上。每天按压所贴耳穴 3~4 次，睡前必按压 1 次，使其出现酸、胀、痛、热等得气感。隔 1~2 日换药 1 次。10 次为 1 个疗程。

2. 冰片压耳法

（1）主穴：神门、缘中、皮质下、交感、垂前、失眠。

（2）配穴：心脾两虚者，配穴选心、脾；肝郁血虚者，配穴选胰、胆、肝；心肾不交者，配穴选心、肾；胃气不和者，配穴选胃；痰热内扰者，配穴选胰、胆、肺；心虚胆怯者，配穴选心、胰、胆；阴虚火旺者，配穴选肾；高血压者，配穴选窝上；喘息者，配穴选屏尖；眼干涩者，配穴选眼；耳鸣、耳胀者，配穴选耳中。

（3）方法：主穴分为 2~3 组，交替使用，每次取主穴 2~3 穴，配穴 3~4 穴，双侧取穴，3~4 日更换 1 次，6 次为 1 个疗程。方法同前，把王不留行籽换成冰片，嘱患者于饭后及睡前半小时各按揉 40 次。顽固性失眠者可在耳背对应点对压。

3. 绿豆压耳法

（1）选穴：基本穴位为耳尖、神门、心、枕、皮质下区、神经衰弱区。

（2）配穴：心脾两虚者，配穴选脾、小肠；心肾不交者，配穴选肝、肾；心气虚者，配穴选肝、胆；肝郁气滞者，配穴选三焦、肝；肾阳虚者，配穴选精宫、内分泌、肾；胃失和降者，配穴选胃、脾、三焦。

（3）方法：基本方法同王不留行籽贴压法，将绿豆的光滑面对准穴位，半个绿豆的粗糙面对着胶布面。贴压后，嘱患者每天自行按摩耳穴 3~5 次，每次以耳郭发热为宜。每贴 1 次，保持 3~5 天，休 1 日再贴，6 次为 1 个疗程，可进行

1~3 个疗程。

4. 耳压、揿针、毫针法

（1）选穴：主穴为心、神门、脑、枕、肾。肝郁化火者，配穴选肝区；心胆气虚者，配穴选胆区；心脾亏损者，配穴选脾区；肾虚者，配穴选内分泌区。

（2）方法：轻症用王不留行籽压贴法，留贴 1~2 天，自行按揉 3~5 次，每次 3~5 分钟；中症用揿针法，埋针 2 日，睡前按揉 3~5 次；重症用毫针法，留针 30 分钟，10 分钟行针 1 次，1~2 日针 1 次。

14

第十四章

影响睡眠的药物及使用注意事项

睡不好,

就要吃镇静催眠药,

是常见的误区。

面对失眠,

要分析原因,

再进行针对性处理。

促进睡眠的药物有哪些

助眠药物有三大类：处方药、非处方药和膳食补充剂。

1. 处方药　只能从药店买到，而且必须由医生为特定的患者开具。这些药物受到食品药品监督管理局（Food and Drug Administration，FDA）的严格监管，FDA批准的每一种药物都有一个特定的适应证。一旦一种药物被批准用于一种适应证，而医生将其用于其他疾病，这被称为"超说明书"使用。许多处方药被FDA批准用于治疗睡眠问题，而另一些则属于"超说明书使用"，用于改善睡眠。镇静催眠处方药通常通过改变大脑中参与调节睡眠和清醒的化学物质来起作用。

（1）催眠药和镇静剂：属于可使人感到困倦而治疗睡眠障碍的药物。治疗睡眠问题的第一代处方镇静催眠药是苯二氮卓类药物。这些药物通过使大脑产生 γ-氨基丁酸（γ-aminobutyric acid，GABA）来起作用，GABA是一种诱导睡意的化学物质。近年来，一种根据医学名称命名的，以开头字母Z而归类的Z类药物（唑吡坦、佐匹克隆、扎来普隆），已经变得越来越普遍。这些药物也会促进GABA的产生，但是比传统的苯二氮草类药物副作用更小。其他类型的镇静药物，如巴比妥酸盐，可使人感到困倦，但由于有成瘾和过量使用的风险，它们很少作为治疗睡眠药物的首选。

（2）促食欲素受体拮抗剂：促食欲素是一种增强清醒程度的天然物质，这些药物通过降低促食欲素的水平，促进嗜睡，而没有其他催眠药可能产生的不良影响，如头痛、恶心和短期健忘。

（3）褪黑激素受体激动剂：褪黑素是一种由身体产生的激素，有助于睡眠和稳定的昼夜节律。褪黑素受体激动剂是一种模仿褪黑素效果的处方药，通常用于帮助有睡眠问题的人。这种处方药不同于非处方药——褪黑素补充剂。

（4）抗抑郁药：最初用于治疗抑郁症的药物，其中一些药物，包括选择性 5- 羟色胺再摄取抑制剂和三环抗抑郁药，已被发现会导致一些人嗜睡。因此，抗抑郁药有时被用于治疗失眠。FDA 还没有批准抗抑郁药用于治疗失眠，所以这是一个"超说明书"使用的例子。也就是说，许多抑郁症患者也有睡眠问题，这些药物可能是为了解决他们的症状而开的。

（5）抗惊厥药物：主要用于治疗癫痫发作，在某些情况下，它们是治疗睡眠问题的"超说明书"处方。它们对睡眠的影响与其潜在的抗焦虑特性有关，但关于它们对睡眠益处的深入研究有限。

（6）抗精神病药物：是一类用于治疗精神疾病的药物，它们可以减少妄想和幻觉。有时被当作治疗睡眠问题的"超说明书"处方药，因为它们的镇静作用与影响大脑中的化学血清素有关。

2. 非处方药（over-the-counter drug，OTC）可以在没有处方的情况下购买，如药店和许多超市均有出售。个别品牌的非处方药不需要 FDA 的直接批准，但其中的有效成分必须得到 FDA 的批准，并且必须符合 FDA 制订的特定标准。

许多不同品牌的非处方睡眠药物几乎都是抗组胺药，通常用于治疗过敏。抗组胺药经常引起嗜睡，因此它们常被用作非处方助眠药。

3. 膳食补充剂　各种各样的助眠剂通常作为膳食补充剂出售。膳食补充剂不需要 FDA 批准，并且不像处方药和非处方药那样受到监管。购买膳食补充剂不需要处方，它们在药店、超市、专卖店和网上都有销售。

天然的助眠剂，包括褪黑素、卡瓦草、缬草和其他产品，都可以作为膳食补充剂。对于大多数膳食补充剂，记录其益处和风险的研究有限。由于这个原因，这些产品通常不被美国睡眠医学学会推荐用于治疗睡眠不足。

哪些药物影响睡眠甚至引起失眠

引起失眠的原因很多，药物是其中一个重要因素。下面为大家简要介绍一下常用的可能导致失眠的药物。

1. 抗生素　克拉霉素可能引起焦虑、失眠、幻觉、噩梦或意识模糊；喹诺酮类抗生素，如左氧氟沙星、加替沙星、莫西沙星和吉米沙星等，这类药物有阻断中枢神经抑制性物质的作用，可兴奋中枢神经系统，引发躁动、兴奋及失眠，因此患有或疑有中枢神经系统疾病的患者，如严重脑动脉粥样硬化、癫痫等，使用这类药物时应慎重。另外，应用这类药物尤其是静脉滴注时，应避免晚上用药，建议早上使用，可以减轻药物对夜间睡眠的影响。

2. 中枢兴奋剂　如咖啡因、抗抑郁药、呼吸兴奋剂茶碱，这三类药物均能兴奋中枢神经，不利于睡眠。值得注意的是，我们常用的感冒药，如氨咖黄敏、复方对乙酰氨基酚片、复方感冒灵颗粒等，以及茶、咖啡中亦含有咖啡因或茶碱成分，睡眠障碍的老年人应谨慎服用。

3. 利尿剂　如吲达帕胺、氢氯噻嗪及含利尿剂的复方降压药等，晚上服用容易导致夜尿增多，频繁起夜，影响睡眠。因此，这类药更适合在晨起服用，以免影响夜间睡眠。

4. 心血管系统药物　心血管系统药物中的 β 受体阻滞剂，如美托洛尔、比索洛尔等。由于这类药有较高的脂溶性，易穿透血脑屏障，导致其在大脑中的药物浓度较高，作用于中枢神经系统而表现出失眠、多梦、嗜睡等神经系统的症状。

5. 调脂药　他汀类调脂药，尤其是脂溶性的辛伐他汀、阿托伐他汀、匹伐他汀，可导致中枢神经系统兴奋，进而引起失眠、头痛等问题。需要服用他汀类调脂药的患者同时伴有睡眠障碍时，可选用半衰期长的水溶性他汀类药物，如瑞舒伐他汀，并在早上服用，以减少药物对睡眠的影响。

6. 糖皮质激素　如甲泼尼龙、地塞米松等，大剂量冲击治疗时，患者容易出现情绪变化，如兴奋、躁狂，伴有失眠。患者使用这类药物时，需在病情得到控制的情况下咨询医生，缓慢减量至最低维持剂量，以减轻对睡眠的影响。

7. 抗肿瘤药物　有些抗肿瘤药物如卡培他滨、氟他胺会引起神经系统的不良反应，常常导致失眠；乳腺癌的靶向药物如盐酸阿霉素、注射用环磷酰胺等的副作用也会引起失眠；大部分抗肿瘤药物会引起恶心呕吐、腹胀、腹痛、腹泻、头晕、头痛、脱发、手足麻木感、血尿等，出现这些症状会加重患者的不适感和不良情绪，进而影响睡眠。

8. 抗精神病药　如奋乃静、氟哌啶醇及氯丙嗪，除可能引起噩梦外，患者还可能出现抑郁、睡眠紊乱、幻觉/错觉等现象。此外，问世一百多年的经典药物巴比妥类药物，以及抗抑郁药帕罗西汀也会引起类似反应。

以上这些药物应用于失眠或神经衰弱的患者时，应注意药物对睡眠的影响，当患者失眠加重时，应当考虑到药物性失眠的可能性。老年及神经衰弱患者服用上述药物期间尽量避免晚上睡前服用，怀疑为药物引起的失眠时，切勿擅自减少剂量或停药，应及时就医，咨询医生。

哪些人应该服用镇静催眠药，哪些人不应该用

在未咨询医生之前，以下人群一般不应服用任何类型的镇静催眠药。

1. 老年人　服用镇静催眠药常常会出现昏沉感，俗称"宿醉"反应，甚至日间有摔倒风险。

2. 孕妇　一些镇静催眠药会对孕妇或其婴儿产生负面影响。

3. 儿童　许多镇静催眠药尚未被证明对儿童是安全的，或者可能需要较低的剂量才安全。

4. 有其他健康问题的人　药物和补充剂会对人的身体或精神健康产生影响，所以同时存在健康问题的失眠人群在服用新的助眠剂时都应该谨慎。

5. 服用其他药物的人　为了避免不必要的药物间的相互作用，最好在服用镇静催眠药之前咨询医生和 / 或药剂师。

睡不好就要吃镇静催眠药吗

"睡不好就要吃镇静催眠药"是常见的误区。面对失眠，首先要分析原因，再进行针对性处理；中度或者重度失眠患者需要在医生指导下，服用镇静催眠药，并非所有的失眠患者都需要使用镇静催眠药，药物的使用应科学而规范。

同时，失眠患者应进行综合治疗，注意睡眠卫生，改变不良的睡眠习惯；在小量使用或不使用镇静催眠药的情况下，采用其他方法治疗，如中药治疗、针灸治疗以及行为疗法等。

在国外，行为疗法已被广泛用于治疗失眠症。对精神紧张或焦虑的失眠患者，还可加用精神放松疗法。因心理因素引发失眠的患者，可能需要长期而规范的心理咨询和治疗。

镇静催眠药会成瘾吗

目前，很多人都存在"只要服用镇静催眠药就会成瘾"的误解，然而事实上，镇静催眠药成瘾的原因往往是患者采用了不科学的服用方法。

有些对失眠欠缺了解的人，例如长期饮酒引起早醒、睡眠剥夺引起睡眠节律紊乱等失眠，这类患者如果随意并长期服用镇静催眠药，就有可能出现成瘾现象，其实他们首先应该调整不良的睡眠卫生习惯；另外，成瘾与心理状态有关，比如，焦虑患者应在服用抗焦虑药物的基础上辅助使用镇静催眠药，但由于其存在认知误区而仅使用镇静催眠药，因而造成疗效欠佳且不断增加镇静催眠药的使用量；原发内科疾病暂未得到稳定控制而继发的失眠，不能仅用镇静催眠药而不针对原发病治疗，若长期使用镇静催眠药也可能引发成瘾现象。

其实，大多数镇静催眠药都是安全的，成瘾概率很低。1998年，73位国际公认的专长于临床精神药理和药物治疗的精神科专家在欧洲神经精神科学院会议上一致认为，安定类镇静催眠药引发的药物依赖，对单纯失眠的患者不是一个重要的临床问题。

对于那些镇静催眠药成瘾的患者来说，他们往往需要适当改变治疗方向，首先，可以改用新一代镇静催眠药如非苯二氮䓬类药物，这样成瘾的可能性会大幅度降低；其次，找专业的心理医生诊治心理问题，必要时进行心理辅导；最后，配合运用中医药综合疗法，如运动、食疗等。

随着西医学的高速发展，镇静催眠药的副作用已越来越小，只要在专科医生的指导下正确用药，基本不存在上瘾问题。希望各位读者在消除使用误区后，能在临床专科医生的指导下，遵医嘱使用镇静催眠药，做到"该用要用、科学规范使用、不乱用"（2021 年，江海峰等在《中国药物滥用防治杂志》发表的《镇静催眠药合理使用专家意见》中提出的），为自己的睡眠保驾护航。

如何安全使用助眠药物

无论你服用哪种类型的助眠药物，都需要了解以下安全建议。

1. 向医生咨询你的睡眠问题，以及哪种助眠药能提供最大的帮助和最小的副作用　咨询医生明确问题的根源是很重要的。许多其他因素，包括抑郁、焦虑、甲状腺疾病、围绝经期、阻塞性睡眠呼吸暂停、哮喘、心力衰竭和使用其他药物，都可能导致睡眠问题。

2. 请记住，这些药物通常不适合长期使用　使用药物的目的是帮助你在短期内改善睡眠，同时让你养成健康的睡眠卫生习惯，从而长期获得优质睡眠的回报。

3. 与医生或药剂师确认剂量是否适合你　例如，女性服用助眠药物的方式不同，FDA 建议服用一些低剂量的助眠药物。因为有很多报告说若患者服用药物后次日昏昏沉沉的，剂量也应该根据其是否有入睡问题或维持睡眠的问题来调整。

4. 仔细遵医嘱服用助眠药　如只服用规定的剂量，并在正确的时间服用，以确保对你的睡眠有最大的帮助，减少次日早上昏昏沉沉的风险。

虽然以上建议看似是理所当然的，但 2023 年郑俊玮等在《四川大学学报（医学版）》杂志发表的文章提出，患者普遍存在镇静催眠药使用不当的情况。如许多人服用的剂量过高，服药时间过晚，或者服药持续时间超过预期计划。

5. 当你服用助眠药物时，要注意不良反应的预警信号包括：①白天过度困倦、注意力不集中或思维迟钝；②感觉站立 / 行走不稳定或有摔倒的危险；③无法解释的精神错乱或情感变化，如紧张、困惑或兴奋；④睡眠时呼吸改变，如大声打鼾；⑤如果停止服用助眠药物，会出现颤抖、呕吐或肌肉疼痛等戒断症状；⑥其他无法解释的健康变化，如胃肠道或其他问题。

附录

睡眠分期

在睡眠觉醒周期的调节下，人体的内稳态和昼夜节律过程之间应保持良好的平衡。人类睡眠研究包括几个生理指标的监测。1968 年，Rechtschaffen 和 Kales 发表了基于脑电图（electroencephalogram，EEG）、肌电图（electromyogram，EMG）和眼电图（electrooculogram，EOG）的睡眠分期标准，成为现行睡眠分期的参考依据，现将睡眠各期特点及睡眠监测图形特点列于下表以供参考。

睡眠分期	特点	睡眠监测图形特点
1 期睡眠	占总睡眠的 2%~5%，此阶段的睡眠处于半睡半醒之间，眼球活动缓慢，肌肉活动放缓，容易被唤醒	低电压、混合频率、眼球缓慢运动、颅顶锐波
2 期睡眠	占总睡眠的 45%~55%，此阶段大脑活动缓慢，呼吸均匀，眼球活动停止	叠加于混合频率背景上的睡眠梭形波、K 复合波
3 期和 4 期睡眠	占总睡眠的 15%~20%，此阶段对恢复体力和心理功能起重要作用，肌肉活动消失，很难被唤醒	背景波电压 >75μV，频率 <2Hz，占据背景 >20% 的 δ 波（也被称为慢波睡眠或 δ 睡眠） 3 期 δ 波 20%~50% 4 期 >50%

睡眠分期	特点	睡眠监测图形特点
REM 睡眠	占总睡眠的 20%~25%，此阶段的作用是大脑对白天的经验进行整合，该阶段呼吸加快、变浅、不规则，眼球向各个方向快速运动	低电压、混合频率，快速眼动，锯齿波，轴向 EMG 达最低
正常成人睡眠周期	每晚 5~7 个睡眠周期，每个睡眠周期持续约 90~110 分钟前 1/3 以慢波睡眠为主，后 1/3 以 REM 睡眠为主	

与睡眠相关的心理评估量表

附表一　睡眠日记

每题指引

1. 你几点上床睡觉？　把你上床的时间填上，上床时间未必与你开始"尝试"睡觉的时间一样。

2. 你几点开始尝试睡觉？　请把你开始尝试睡觉的时间写下。

3. 你用了多长时间入睡？　从你开始尝试睡觉到真正入睡，用了多长时间。

4. 在睡眠中，你总共醒来多少次（不计算最终起床）？在你入睡后和最终起床之间，你醒过来多少次？

5. 你在这晚总共醒来多长时间？　在你入睡后和最终起床之间，你总共醒来了多长时间？例如你醒过 3 次，时长分别是20、35和15分钟，请把醒来的时间加在一起（20+35+15=70分钟）。

　　6. 你几点醒来？　请把你早上醒来的时间写下。

　　7. 你最终几点起床？　请把你最终不再尝试睡觉而起床的时间写下。这个起床时间与你醒来的时间未必一样（例如，你早上6:35醒来，但在7:20才起床开始你一天的生活）。

　　8. 你是否有小睡？　请把你当天小睡的时间和小睡了多长时间写下。

　　9. 你认为你的睡眠质量如何？　睡眠质量是指你觉得你的睡眠是好还是坏。

　　10. 留言　如果你想表达任何有关于你睡眠的想法，请在此写下。

姓名：＿＿＿＿＿＿

举例

睡眠日记

	举例							
填写日期	4/5/2012							
上课/工作日/假期	上课日							
1. 昨晚你几点上床	下午10:15							
2. 昨晚你几点开始尝试睡觉	下午10:55							
3. 昨晚用了多长时间入睡	55分钟							
4. 在睡眠当中，你总醒来几次（不计算最终起床）	3							
5. 昨晚你总共醒来多长时间	1小时10分钟							
6. 你今日几点醒来	上午6:35							
7. 你最终几点起床	上午7:20							
8. 你是否有小睡（时间/多久）	下午1:00 15分钟							
9. 你认为你的睡眠质量如何	□非常差 ☑差 □普通 □好 □非常好	□非常差 □差 □普通 □好 □非常好	□非常差 □差 □普通 □好 □非常好	□非常差 □差 □普通 □好 □非常好	□非常差 □差 □普通 □好 □非常好	□非常差 □差 □普通 □好 □非常好	□非常差 □差 □普通 □好 □非常好	□非常差 □差 □普通 □好 □非常好
10. 留言	感冒							

附表二　匹兹堡睡眠质量指数量表

1. 近1个月，晚上上床睡觉通常（　　）点钟

2. 近1个月，从上床到入睡通常需要（　　）分钟

3. 近1个月，通常早上（　　）点起床

4. 近1个月，每晚通常实际睡眠（　　）小时（不等于卧床时间）

5. 下列问题请选择1个最适合您的答案

近1个月，因下列情况影响睡眠而烦恼	0分	1分	2分	3分
a. 入睡困难（30分钟内不能入睡）	无	<1次/周	1~2次/周	≥3次/周
b. 夜间易醒或早醒	无	<1次/周	1~2次/周	≥3次/周
c. 夜间去厕所	无	<1次/周	1~2次/周	≥3次/周
d. 呼吸不畅	无	<1次/周	1~2次/周	≥3次/周
e. 咳嗽或鼾声高	无	<1次/周	1~2次/周	≥3次/周
f. 感觉冷	无	<1次/周	1~2次/周	≥3次/周
g. 感觉热	无	<1次/周	1~2次/周	≥3次/周
h. 做噩梦	无	<1次/周	1~2次/周	≥3次/周
i. 疼痛不适	无	<1次/周	1~2次/周	≥3次/周
j. 近1个月，其他影响睡眠的事情	无	<1次/周	1~2次/周	≥3次/周
6. 近1个月，总的来说，你认为自己的睡眠质量	很好	较好	较差	很差
7. 近1个月，你用药物催眠的情况	无	<1次/周	1~2次/周	≥3次/周
8. 近1个月，你常感到困倦吗	无	<1次/周	1~2次/周	≥3次/周
9. 近1个月，你做事情的精力不足吗	没有	偶尔有	有时有	经常有

附表三　失眠严重程度指数量表

1. 入睡困难	无	轻度	中度	重度	极重度
	0	1	2	3	4
2. 睡眠维持困难	无	轻度	中度	重度	极重度
	0	1	2	3	4
3. 早醒	无	轻度	中度	重度	极重度
	0	1	2	3	4
4. 对你目前的睡眠模式满意/不满意程度如何	非常满意	满意	不太满意	不满意	非常不满意
	0	1	2	3	4
5. 你认为失眠在多大程度上影响了你的日常功能	无	轻度	中度	重度	极重度
	0	1	2	3	4
6. 你的失眠问题影响了你的生活质量，你觉得在别人眼中你的失眠情况如何	无	轻度	中度	重度	极重度
	0	1	2	3	4
7. 你对目前睡眠问题的担心/痛苦程度如何	无	轻度	中度	重度	极重度
	0	1	2	3	4

附表四　Epworth 嗜睡量表

在下列情况下你打瞌睡（不仅仅是感到疲倦）的可能性如何？

情况	打瞌睡的可能性			
坐着阅读书籍	不会打瞌睡（0分）	打瞌睡的可能性很小（1分）	打瞌睡的可能性中等（2分）	很大可能性会打瞌睡（3分）

情况	打瞌睡的可能性			
看电视	不会打瞌睡（0分）	打瞌睡的可能性很小（1分）	打瞌睡的可能性中等（2分）	很大可能性会打瞌睡（3分）
在特定场所坐着不动（例如在剧场或开会）	不会打瞌睡（0分）	打瞌睡的可能性很小（1分）	打瞌睡的可能性中等（2分）	很大可能性会打瞌睡（3分）
乘坐汽车坐1小时，中间不休息	不会打瞌睡（0分）	打瞌睡的可能性很小（1分）	打瞌睡的可能性中等（2分）	很大可能性会打瞌睡（3分）
在环境许可时，下午躺下休息	不会打瞌睡（0分）	打瞌睡的可能性很小（1分）	打瞌睡的可能性中等（2分）	很大可能性会打瞌睡（3分）
坐下与人聊天	不会打瞌睡（0分）	打瞌睡的可能性很小（1分）	打瞌睡的可能性中等（2分）	很大可能性会打瞌睡（3分）
午餐不喝酒，餐后安静地坐着	不会打瞌睡（0分）	打瞌睡的可能性很小（1分）	打瞌睡的可能性中等（2分）	很大可能性会打瞌睡（3分）
遇堵车时停车数分钟	不会打瞌睡（0分）	打瞌睡的可能性很小（1分）	打瞌睡的可能性中等（2分）	很大可能性会打瞌睡（3分）
看电视	不会打瞌睡（0分）	打瞌睡的可能性很小（1分）	打瞌睡的可能性中等（2分）	很大可能性会打瞌睡（3分）

附表五 柏林问卷

1. 你睡觉打鼾吗？（最好问家人或者同屋的人）

A. 是

B. 否

C. 不知道

2. 如果你睡觉打鼾，你的鼾声有多响？

A. 比正常呼吸响

B. 同说话声音一样大

C. 比说话更声响

D. 非常响，其他房间都能听到

3. 你打鼾的次数多吗？

A. 几乎每天

B. 1周3~4次

C. 1周1~2次

D. 1个月1~2次

E. 没有或者几乎没有 / 不知道

4. 你的鼾声影响其他人吗？

A. 是的

B. 不影响

C. 不知道

5. 在你睡觉时，你的爱人、家属或朋友注意到你有呼吸间歇 / 停止现象吗？

A. 几乎每天都有

B. 1周3~4次

C. 1个月1~2次

D. 1周1~2次

E. 没有或者几乎没有 / 不知道

6. 你早上醒来感到睡觉不解乏吗？

A. 几乎每天都有

B. 1 周 3~4 次

C. 1 个月 1~2 次

D. 1 周 1~2 次

E. 没有或者几乎没有 / 不知道

7. 白天你还有疲劳、乏力或精力不足吗？

A. 几乎每天都有（1）

B. 1 周 3~4 次（1）

C. 1 个月 1~2 次（0）

D. 1 周 1~2 次（0）

E. 没有或者几乎没有 / 不知道（0）

8. 开车时你会打盹或者睡觉吗？

A. 是

B. 否

9. 如果开车时会打盹或者睡觉，这种现象多吗？

A. 几乎每天都有

B. 1 周 3~4 次

C. 1 个月 1~2 次

D. 1 周 1~2 次

E. 没有或者几乎没有 / 不知道

10. 你有高血压吗？

A. 有

B. 没有

11. 你的体重 BMI 指数是否大于 30kg/m²

A. 是

B. 否

附表六　Stop-bang 量表

问题	是 （1分）	否 （0分）
1. 打鼾　你睡眠鼾声很大吗（比普通说话声音大或者透过关闭的门可以听到）？		
2. 乏力　你常常觉得疲倦、乏力或白天昏昏欲睡吗？		
3. 被目击呼吸暂停　有人看到你睡眠时有停止呼吸的现象吗？		
4. 血压　你以前有高血压或正在接受高血压治疗吗？		
5. BMI　你的 BMI>35kg/m^2 吗？		
6. 年龄　你的年龄 >50 岁吗？		
7. 颈围　你的颈围 >40 厘米吗？		
8. 性别　你是男性吗？		

79